临床实用X线掌中宝

顾　问：左国庆
主　编：杨　华　邹利光
副主编：田　力　刘翠芳　赵一蓉
参编人员（以姓氏笔画为序）：

王军大　石丹凤　申　洪　冉金伟
刘　曦　李雪娇　吴青青　张　丽
陈一鸣　赵建宁　萧　勇　彭　聪
曾国飞

SPM 南方出版传媒

广东科技出版社 | 全国优秀出版社

·广　州·

图书在版编目（CIP）数据

临床实用X线掌中宝 / 杨华，邹利光主编. —广州：广东科技出版社，2018.4（2025.3重印）

ISBN 978-7-5359-6841-8

Ⅰ.①临… Ⅱ.①杨… ②邹… Ⅲ.①X射线诊断 Ⅳ.①R814

中国版本图书馆CIP数据核字（2017）第331321号

临床实用 X 线掌中宝
LINCHUANG SHIYONG X XIAN ZHANGZHONGBAO

责任编辑：	马霄行　曾永琳
封面设计：	友间文化
责任校对：	梁小帆
责任印制：	彭海波
出版发行：	广东科技出版社
	（广州市环市东路水荫路11号　邮政编码：510075）

销售热线：020-37607413
https://www.gdstp.com.cn
E-mail：gdkjbw@nfcb.com.cn

经　　销：	广东新华发行集团股份有限公司
排　　版：	广州市友间文化传播有限公司
印　　刷：	佛山市浩文彩色印刷有限公司
	（南海区狮山科技工业园A区　邮政编码：528225）
规　　格：	889mm×1 194mm 1/64　印张3.125　字数62千
版　　次：	2018年4月第1版
	2025年3月第4次印刷
定　　价：	16.00元

如发现因印装质量问题影响阅读，请与承印厂联系调换。

前言

X线诊断用于临床已有近百年历史,尽管其他一些先进的影像检查技术(如CT、MRI等)对一部分疾病的诊断显示出很大的优势,但它们仍不能取代X线检查。X线图像的空间分辨率高,且经济、简便,是其他影像学检查的基础,在一些部位,如胃肠道、骨与关节等领域,X线检查仍是不可替代的主要检查方法。

目前,国内已出版了很多X线诊断专著及参考书,但大部分专著专业性较强,掌握起来难度较大。随着CT和MRI的不断应用,放射诊断医生对X线诊断的依赖程度也在逐渐降低,X线在很多领域均作为筛查和随访的工具。因而,广大医务工作者,尤其是年轻医师迫切需要一本简洁、实用,而又相对全面、系统的X线诊断手册。为满足这一需求,我们编写了这样一本口袋书,希望能为广大年轻的影像医师带来帮助。

本书包括总论、骨关节系统、胸部、循环系统、消化系统、泌尿生殖系统等内容,编写过程中我们尽量选择常见病、多发病及典型病例,以典型图片,重要的临床、病理及影像表现要点的形式编写,并辅以重要的鉴别诊断,通书力求简洁、全面、重点突出、方便易记。

本书适用于各级医院影像科及临床科室的工作人员学习参考,也可供影像初学者、实习生、规培医师及进修医师使用。

编者
2017年3月

目 录

第一章 总论 1
一、X线成像的基本原理及特性 1
二、X线基本检查方法 1
三、X线图像特点 3
四、X线图像诊断原则 3
五、X线图像诊断方法 4

第二章 骨关节系统 6
一、骨关节系统的X线检查方法 6
二、骨关节系统X线解剖 7
 （一）骨的发育 7
 （二）骨的结构 7
 （三）四肢关节 7
 （四）脊柱 8
 （五）骨龄测定 9
三、骨骼基本病变及X线表现 10
 （一）骨质疏松 10
 （二）骨质软化 10
 （三）骨质破坏 10

- （四）骨质增生 ·· 11
- （五）骨膜增生 ·· 12
- （六）钙化 ·· 12
- （七）骨质坏死 ·· 13
- （八）矿物质沉积 ··· 14
- （九）软组织改变 ··· 14

四、关节基本病变 ·· 15
- （一）关节肿胀 ·· 15
- （二）关节破坏 ·· 16
- （三）关节退行性改变 ··································· 16
- （四）关节强直 ·· 17
- （五）关节脱位 ·· 17

五、骨关节外伤 ·· 18
- （一）骨折、脱位概述 ··································· 18
- （二）青枝骨折 ·· 18
- （三）病理性骨折 ··· 18

六、慢性关节疾病 ··· 19
- （一）退行性骨关节炎 ··································· 19
- （二）类风湿性关节炎 ··································· 21
- （三）痛风性关节炎 ······································ 22
- （四）强直性脊柱炎 ······································ 24
- （五）滑膜骨软骨瘤病 ··································· 25

七、骨关节感染性疾病 ·········· 27
（一）急性骨髓炎 ············ 27
（二）慢性骨髓炎 ············ 29
（三）化脓性关节炎 ·········· 30
（四）关节结核 ·············· 32

八、骨坏死及骨软骨病 ············ 33
（一）股骨头缺血性坏死 ······ 33
（二）骨梗死 ················ 35

九、常见骨肿瘤及肿瘤样病变 ······ 36
（一）骨样骨瘤 ·············· 36
（二）骨肉瘤 ················ 38
（三）骨软骨瘤 ·············· 39
（四）软骨瘤 ················ 40
（五）骨巨细胞瘤 ············ 41
（六）尤因肉瘤 ·············· 43
（七）多发性骨髓瘤 ·········· 45
（八）单一性骨囊肿 ·········· 46
（九）动脉瘤性骨囊肿 ········ 47
（十）非骨化性纤维瘤 ········ 49
（十一）骨纤维异常增殖症 ···· 50

十、骨关节营养、代谢、血液性疾病 ······ 51
（一）佝偻病 ················ 51
（二）血友病性关节炎 ········ 53

十一、脊柱病变 ·················54
（一）退行性改变 ················54
（二）脊柱结核 ··················55
（三）椎体血管瘤 ················57
（四）致密性骨炎 ················58

第三章 胸部 ······················60
一、胸部的X线检查方法 ············60
二、胸部正常X线解剖 ··············60
（一）胸廓 ·······················60
（二）纵隔 ·······················61
（三）膈 ·························61
（四）胸膜 ·······················61
（五）气管、支气管 ··············61
（六）肺 ·························62
三、肺部基本病变的X线表现 ········65
（一）渗出、实变 ················65
（二）肺不张 ·····················65
（三）空洞、空腔 ················65
（四）结节、肿块 ················67
四、支气管病变 ··················67
（一）异物 ·······················67
（二）支气管扩张 ················69

五、肺部炎症 ·· 70
- （一）支气管肺炎 ······························· 70
- （二）大叶性肺炎 ······························· 71
- （三）肺脓肿 ·· 73
- （四）血行播散型肺结核 ················· 74
- （五）继发性肺结核 ··························· 76

六、间质性病变 ·· 78
- （一）尘肺 ·· 78
- （二）特发性肺间质纤维化 ············· 80

七、肺循环障碍 ·· 81
- 肺水肿 ·· 81

八、肺部肿瘤 ·· 83
- （一）肺错构瘤 ··································· 83
- （二）中央型肺癌 ······························· 84
- （三）周围型肺癌 ······························· 86
- （四）肺转移瘤 ··································· 87

九、纵隔病变 ·· 89
- （一）纵隔的分区及解剖 ················· 89
- （二）胸腺瘤 ·· 90
- （三）淋巴瘤 ·· 91

十、胸膜（腔）病变 ····································· 93
- （一）气胸 ·· 93
- （二）胸腔游离积液 ·························· 94

（三）胸腔包裹积液 ·············95
　　（四）胸膜增厚、粘连、钙化 ·······97
十一、乳腺 ·····················98
　　（一）乳腺X线检查方法及正常X线表现·······98
　　（二）乳腺增生 ················100
　　（三）乳腺纤维腺瘤 ·············101
　　（四）乳腺癌 ·················102

第四章　循环系统 ·············104
一、循环系统的X线检查方法········104
二、循环系统正常X线解剖········105
　　（一）胸部后前位片 ·············105
　　（二）胸部右前斜位片 ···········105
　　（三）胸部左前斜位片 ···········108
　　（四）胸部侧位片 ·············109
　　（五）冠状动脉解剖及冠状动脉造影······111
三、循环系统基本病变的X线表现·······112
　　（一）心脏增大 ···············112
　　（二）二尖瓣型心脏 ············112
　　（三）主动脉型心脏 ············112
　　（四）普大型心脏 ·············113
　　（五）肺充血 ················113
　　（六）肺瘀血 ················114

（七）肺血减少 ………………………… 114
　　（八）肺动脉高压 ………………………… 115
四、循环系统常见疾病的X线诊断………… 116
　　（一）风湿性心脏病（二尖瓣狭窄）…… 116
　　（二）慢性肺源性心脏病 ……………… 118
　　（三）高血压性心脏病 ………………… 119
　　（四）心包积液 ………………………… 120
　　（五）房间隔缺损 ……………………… 121
　　（六）室间隔缺损 ……………………… 122
　　（七）动脉导管未闭 …………………… 124
　　（八）法洛四联症 ……………………… 125

第五章　消化系统 …………………… 127
一、消化系统的X线检查方法 ……………… 127
二、消化系统正常X线解剖 ………………… 128
　　（一）腹部平片 ………………………… 128
　　（二）消化道造影 ……………………… 129
　　（三）T管造影 ………………………… 136
三、消化系统基本病变的X线表现 ………… 138
　　（一）管腔的改变 ……………………… 138
　　（二）龛影 ……………………………… 140
　　（三）憩室 ……………………………… 140
　　（四）充盈缺损 ………………………… 140

（五）黏膜改变 ················ 141
四、消化系统常见疾病的X线诊断 ········ 143
　（一）胃肠道穿孔 ·············· 143
　（二）肠梗阻 ················ 144
　（三）肠套叠 ················ 145
　（四）食管异物 ··············· 146
　（五）反流性食管炎 ············· 147
　（六）贲门失弛缓症 ············· 148
　（七）食管静脉曲张 ············· 149
　（八）食管裂孔疝 ·············· 150
　（九）食管平滑肌瘤 ············· 151
　（十）食管癌 ················ 153
　（十一）慢性胃炎 ·············· 154
　（十二）胃溃疡 ··············· 155
　（十三）胃癌 ················ 157
　（十四）十二指肠溃疡 ············ 159
　（十五）十二指肠憩室 ············ 160
　（十六）十二指肠癌 ············· 162
　（十七）肠系膜上动脉压迫综合征 ······ 163
　（十八）小肠结核 ·············· 164
　（十九）克罗恩病 ·············· 166
　（二十）溃疡性结肠炎 ············ 167
　（二十一）结肠癌 ·············· 168

第六章　泌尿生殖系统 ……………… 171

一、泌尿生殖系统的X线检查方法……… 171
二、泌尿生殖系统的正常X线解剖……… 172
（一）腹部平片（KUB） ……………… 172
（二）静脉肾盂造影（IVP） ………… 172
（三）子宫输卵管造影 ………………… 172
三、泌尿生殖系统常见疾病的X线诊断 … 173
（一）重复肾盂输尿管畸形 …………… 173
（二）肾结石 …………………………… 175
（三）肾结核 …………………………… 176
（四）多囊肾 …………………………… 176
（五）肾盂癌 …………………………… 178
（六）输尿管结石 ……………………… 178
（七）膀胱结石 ………………………… 179
（八）输卵管炎 ………………………… 180
（九）盆腔炎 …………………………… 182

第一章 总 论

一、X线成像的基本原理及特性

X线的产生：1895年，德国科学家伦琴首次发现X线。X线是真空管内高速行进的电子流轰击钨靶时产生的。X线的发生过程是向X线管灯丝供电、加热，在阴极附近产生自由电子，当向X线管两极提供高压电时，阴极与阳极间的电势差陡增，电子由阴极向阳极高速行进，轰击阳极而发生能量转换，其中1%以下的能量转换为X线，99%以上转换为热能。

X线的特性：X线属于电磁波，比可见光的波长短，肉眼看不见。X线具有以下几方面与成像相关的特性：①穿透性，穿透性是X线成像的基础；②荧光效应，荧光效应是透视检查的基础；③感光效应，感光效应是X线摄影的基础；④电离效应，即生物效应，是放射治疗的基础，也是进行X线检查时需要注意防护的原因。

二、X线基本检查方法

X线检查是影像检查的基础，在骨关节疾病的诊断、胸部疾病筛查及疾病的随访复查中具有重要价值。X线的检查方法包括普通X线检查、特殊X线检查和造影检查等。

普通X线检查：是最常用的X线检查方法，主要包括透视和摄片。透视可以任意改变体位，获得器官实时、动态影像，但透视图像较模糊，对身体较厚或密度较高的部位显示不清，且没有记录，不能对比。摄片较透视图像清晰，且胶片可以保存以备对比和会诊，但不能动态观察。

特殊X线检查：包括体层摄影、记波摄影、高千伏摄影、放大摄影等，随着CT的普遍应用，除胸部偶尔还在采用高千伏摄影外，其他特殊X线检查方法已基本不用。

造影检查：即将对比剂引入人体生理性管道和器官周围，使之产生人工对比，从而显示器官形态及功能的方法。造影检查是普通X线检查的重要应用，包括消化道造影、胆道造影、泌尿系统造影、子宫输卵管造影及血管造影等。对比剂的种类很多，总体来说包括高密度的阳性对比剂和低密度的阴性对比剂两大类。阳性对比剂有钡剂和碘剂两种，碘剂又包括有机碘、无机碘和碘化油等；阴性对比剂包括空气、氧气和二氧化碳等。

三、X线图像特点

灰阶图像：X线图像是由从黑到白不同灰度的影像所组成的，通常用密度的高与低表达影像的灰度。人体组织结构的密度与X线图像上影像的密度是两个不同的概念。前者是指人体组织中单位体积内物质的质量，而后者则指X线图像上所示影像的灰度。但是物质密度与其本身的比重成正比，物质的密度高，比重大，吸收的X线量多，在影像上呈高亮度。反之，物质的密度低，比重小，吸收的X线量少，在影像上呈低亮度。因此，图像上的亮度差别，虽然也与物体的厚度有关，但主要是反映物质密度的高低。

重叠图像：X线图像是X线束穿透某一部位的不同密度和厚度组织结构后的投影总和，是该穿透路径上各个结构影像相互叠加在一起的影像。

锥形X线束对图像的影响：X线束是从X线管向人体作锥形投射的，因此，X线影像有一定程度的放大，并产生伴影使X线图像的清晰度减低。

四、X线图像诊断原则

X线检查是临床重要的辅助检查方法，基于X线影像表现，综合影像的病理基础，结合临床资料进行分析,才可以得到比较正确的X线诊断。X线诊断应当遵循以下原则:①充分了解检查技术,包括检查部位、方法、参数、程序等;②熟悉人体正常解剖和器官、组织的正常X线表现;③识别异常的X线表现,并结合解剖、病理、病理生理的知识判断病变的病理基础及发生机制;④结合临床资料,包括病史、症状、体征以及其他临床检查资料进行分析推理,做出结论;⑤诊断意见的提出应当从常见病入手,意见提出前可多考虑些疾病,原则上诊断意见不超过3个,并指出何种可能性最大,以便临床医生参考和处理,对无法诊断或无法明确诊断的,可提出进一步检查的建议。

五、X线图像诊断方法

X线图像系二维图像,为投照部位多个器官、组织的重叠影像,要想做出准确的诊断,须注意从以下方面观察图像:①首先观察X线片的拍摄条件是否正确,包括体位、位置、对比度、分辨率等是否达到要求;②按一定顺序,全面而系统地观察整个X线图像;③熟悉正常、正常变异及异常病变,对病变的观察要全面,包括病变的部位、分布、数目、形状、大小、边缘、内部密度及周围组织的改变等;④观察器官本身的功能变化;⑤密切联系临床资料,包括患者的性别、年龄、体征、职业史、过去史等,以及重要的检验与其他影像检查结果,并注意与以往X线片的对比。

X线诊断结论大致分为以下三种情况:①肯定性诊断,即确诊;②否定性诊断,即经过X线检查,排除了某些疾病;③可能性诊断,即经过X线检查,发现了某些X线征象,但一时难以明确性质,可列出几个可能的诊断,并将可能性大者列在前面。

第二章 骨关节系统

一、骨关节系统的X线检查方法

骨关节系统常规X线检查，具有对比度好、价格低廉、空间分辨率高的优势，更能最大限度地显示病灶位置、范围，是骨关节系统首选的检查方法。骨骼的正常生长、发育及病理改变，也能通过X线检查显示。

骨关节系统X线检查方法：①普通检查，最常见且最普遍的检查方式，用于显示一定厚度、位置及密度差异大的病变；②放大摄影，用于检查局部骨小梁及细微结构的细微变化；③高千伏摄影，可显示与骨骼重叠的软组织及骨骼自身的细小结构或含气腔隙。

骨关节系统X线检查方法注意事项：①骨关节系统常规应行正侧位摄片，根据需要加照斜位、切线位或其他特殊体位；②片内应包括邻近软组织，长骨摄片需包括邻近一个关节；③儿童患者诊断困难时需摄对侧予以对照。

X线检查具有一定局限性，如早期微小病灶不易显示，影像表现迟于临床、病理，定性诊断难等。因此，需结合临床及其他检查综合诊断。

二、骨关节系统X线解剖

（一）骨的发育

骨的发育包括骨化和骨的生长。骨化包括膜内成骨、软骨内成骨。膜内成骨指在结缔组织膜上形成骨化中心而发育成骨，如颅盖诸骨和面骨的形成；软骨内成骨指在软骨基质上形成骨化中心而发育成骨，如躯干骨、四肢骨、颅底骨与筛骨等的形成。骨的生长是成骨细胞及破骨细胞共同作用的结果。

（二）骨的结构

（1）按骨的大体形态分为长骨、短骨、扁骨、不规则骨；按骨的组织结构分为骨和软骨；按骨的结构分为骨密质、骨松质、骨膜和骨髓腔。

（2）儿童长骨X线下分为四部分：①骨干，包括骨皮质、骨髓腔及骨膜；②干骺端，包括骨松质及临时钙化带；③骺板，表现为半透明线；④骺，长骨未完全发育的一端加骺软骨组成。

（3）成人长骨X线下分为两部分：①骨干；②骨端（关节面及关节软骨）。见图2-1。

（三）四肢关节

人体关节分为不动关节、微动关节、能动关

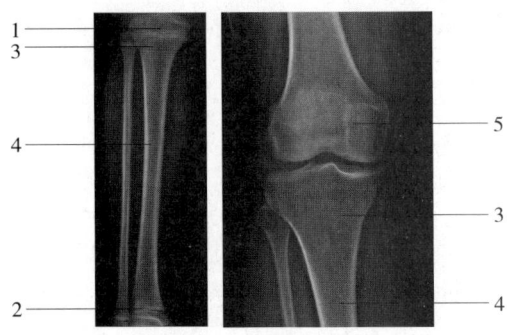

1. 骺 2. 骺板 3. 干骺端 4. 骨干 5. 骨端

图2-1　长骨的组成

节。能动关节的X线表现：①关节骨端，包括线状高密度影的骨性关节面及X线不能显示的关节软骨；②关节间隙，X线表现为两个骨性关节面间的透亮间隙，关节间隙与解剖关节间隙不同，X线所见关节间隙包括关节软骨及其真正关节腔和少量滑液；③关节囊、韧带、关节盘，X线不能显示。

正常四肢关节的骨关节面光滑整齐、对称、间隙清晰，宽度一致，儿童因有骺软骨，故其关节间隙较宽。

（四）脊柱

脊柱由7个颈椎、12个胸椎、5个腰椎、5个骶椎、4个尾椎、椎间盘、椎体附件、韧带组成。

脊柱的X线解剖：①正位片椎体呈长方体，从上到下依次增大，边缘为骨皮质，内为骨松质，椎体上下缘的致密线为椎板；②椎间盘在X线上不能显示，可通过椎间隙的变化间接反映椎间盘病变。侧位片除显示椎体形态外，还可观察上关节突、下关节突、棘突、椎管的情况。斜位片可显示椎弓根、椎间孔。见图2-2。

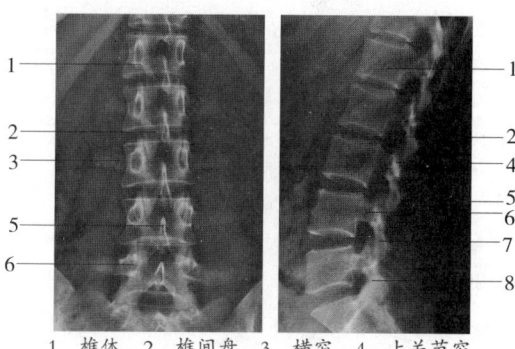

1. 椎体　2. 椎间盘　3. 横突　4. 上关节突
5. 棘突　6. 椎弓根　7. 下关节突　8. 椎弓根峡部

图2-2　脊柱的X线解剖

（五）骨龄测定

骨龄是指发育过程中每一块骨的二次骨化中心出现时的年龄和骺线消失的年龄。通过与正常标准比较可提示骨的发育是过早还是过晚。用于骨龄评估的部位较多,最为常见的是左手腕部,其次是长骨的大关节处,如膝部和肘部。

三、骨骼基本病变及X线表现

(一)骨质疏松

指一定单位体积内正常钙化的骨组织减少,即骨组织的有机成分和钙盐都减少,但骨内的有机成分和钙盐含量比例仍正常。X线表现为骨密度减低,骨小梁稀疏、减少、间隙增宽,骨皮质出现分层、变薄。广泛性骨质疏松主要见于老年人、绝经后妇女、营养不良者、代谢或内分泌障碍者等。局限性骨质疏松多继发于关节病变后失用。见图2-3。

(二)骨质软化

指一定单位体积内骨组织矿物质含量减少,而有机成分正常,骨内的钙盐含量减低,骨发生软化。X线表现为骨密度减低,骨小梁和骨皮质边缘模糊;可见假骨折线。在骨骺未愈合前可见骺板增宽、先期钙化带不规则或消失,干骺端呈杯口状,边缘呈毛刷状。常见于佝偻病、骨软化症等疾病。见图2-4。

(三)骨质破坏

指局部骨质被病理组织所代替而造成的骨组

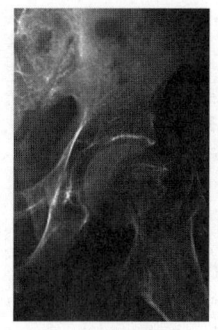 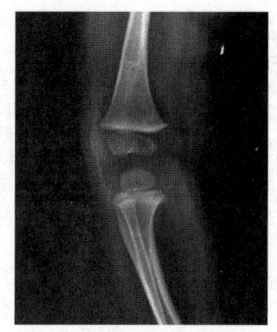

图2-3 骨质疏松　　图2-4 佝偻病（骨质软化）

织的缺失，骨皮质和骨松质均可发生。X线表现为局限性骨质密度减低、骨小梁稀疏或正常骨结构消失，边界可清、可不清，可伴骨膜反应及周围软组织肿块。根据X线表现，骨质破坏可分为浸润性骨质破坏和膨胀性骨质破坏。感染、炎症、肿瘤均可引起骨质破坏。见图2-5。

（四）骨质增生

指单位体积内骨量增多。组织学上可见骨皮质增厚，骨小梁增多、增粗。X线表现为骨质密度增高，边缘骨赘形成，骨小梁增粗、增多、密集，骨皮质增厚。可见于外伤、慢性炎症、原发性骨肿瘤及代谢性、中毒性疾病等。见图2-6。

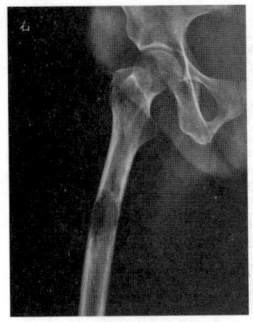 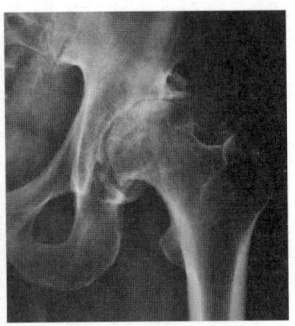

图2-5 骨转移瘤(骨质破坏)　　图2-6 髋关节退变(骨质增生)

(五)骨膜增生

又称骨膜反应,是因骨膜受刺激,骨膜内层成骨细胞活动增加形成骨膜新生骨。X线片上,根据骨膜增生和破坏的程度,可表现为与骨皮质表面平行排列的线状、层状、针状、放射状或花边状骨膜反应。新生骨膜被破坏、形成Codman三角,是恶性肿瘤的征象。骨膜增生常见于炎症、肿瘤、外伤、骨膜下出血等。见图2-7。

(六)钙化

钙化分为软骨钙化和坏死钙化。软骨钙化是软骨基质钙化,坏死钙化为病理性钙盐沉积。X线下钙化表现为大小不同的环形或半环形高密度影,中心部密度可减低，或呈磨玻璃状。良性病变的软骨钙化密度较高，环形影清楚、完整；恶性病变的软骨钙化密度较低、边缘模糊，环形影多不完整。软骨钙化分为生理性和病理性，前者常见于肋软骨钙化，后者常见于瘤软骨钙化。坏死钙化常见于结核、痛风、转移性肿瘤等。见图2-8。

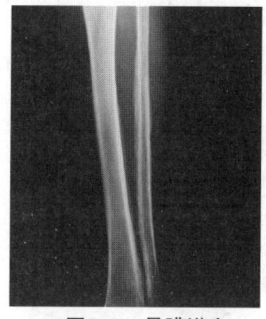

图2-7 骨膜增生

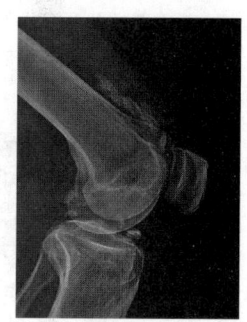

图2-8 钙化

（七）骨质坏死

是骨组织局部代谢的停止，坏死骨质称为死骨，原因主要是血液供应中断。组织学上表现为骨细胞死亡、消失和骨髓液化、萎缩。X线表现为骨质密度降低，边缘模糊，周围骨质多有硬化，死骨表现为局限性骨质密度增高，一方面是由于死骨小梁表面新骨形成使骨量增加，另一方面是由于死骨周围疏松的骨质,或病理组织如脓液、肉芽等低密度组织衬托所致。多见于慢性化脓性骨髓炎、骨结核、骨缺血坏死和外伤骨折后等。见图2-9。

(八)矿物质沉积

部分矿物质进入人体后,可沉积于骨内,或可引起骨代谢变化。X线表现为骨小梁粗糙、紊乱,骨密度增高。也可表现为干骺端多条横行的厚薄不一的致密带。常见的可沉积的矿物质包括氟、铅、磷等。见图2-10。

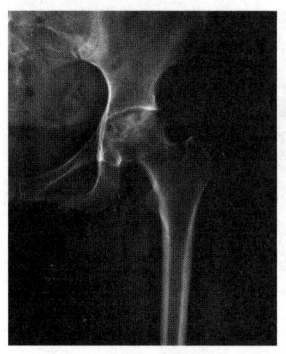

图2-9 股骨头缺血坏死

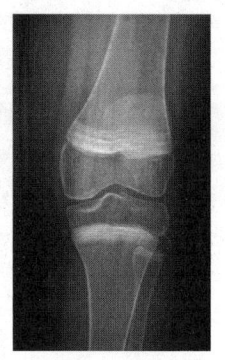

图2-10 石骨症(矿物质沉积)

(九)软组织改变

软组织改变包括软组织肿大和萎缩两种。软

组织肿大在X线片上表现为软组织影肿胀，密度增高，多见于外伤、感染、肿瘤、骨化性肌炎等。软组织萎缩表现为软组织影缩小，密度降低，常伴钙化，多见于肌萎缩、瘢痕收缩等。见图2-11。

四、关节基本病变

（一）关节肿胀

关节肿胀指关节积液或关节囊及周围软组织充血、水肿、出血和发炎。X线表现为关节周围软组织肿胀，整个关节区密度增高，大量积液时关节间隙可增宽。常见于外伤、炎症、出血性疾病。见图2-12。

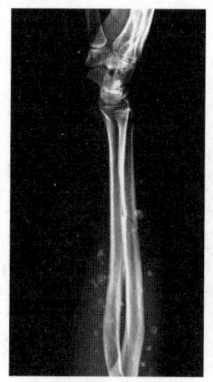
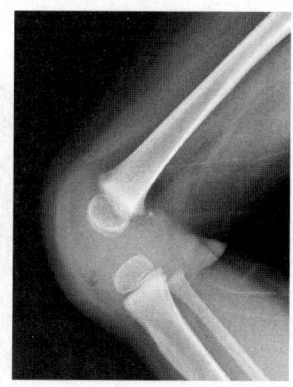

图2-11 骨折、骨化性肌炎　　图2-12 膝关节外伤（肿胀）

(二)关节破坏

指关节软骨及关节面下方骨质被病理组织所侵犯、代替。X线表现为关节面模糊、缺损和消失，关节间隙狭窄，关节面下缘骨端骨质破坏，晚期出现半脱位及全脱位。常见于肿瘤、急慢性化脓性感染、关节结核、类风湿性关节炎等。见图2-13。

(三)关节退行性改变

关节退行性改变指关节软骨变性坏死，逐渐被纤维组织所替代。X线表现为骨性关节面模糊、毛糙，关节组成骨骨质增生、骨赘形成，关节面下囊变，关节间隙变窄。多见于老年人，常见于脊柱、膝关节、髋关节，为生理性组织退变的表现。见图2-14。

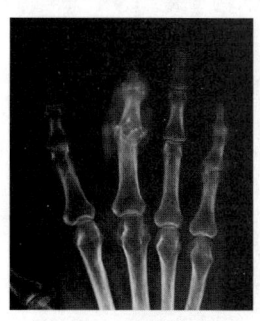 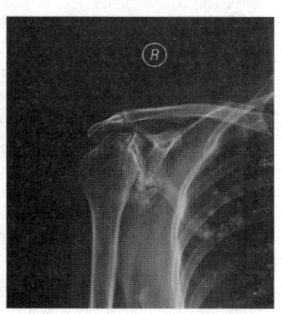

图2-13 骨关节破坏　　图2-14 肩关节退行性改变

(四)关节强直

关节强直分为骨性强直及纤维性强直。骨性强直指关节明显破坏,关节骨端由骨组织所连,X线表现为关节间隙明显狭窄或消失,有骨小梁穿行连接,常见于化脓性骨关节炎。纤维性强直为关节轻度破坏的结果,X线表现为关节间隙变窄,但无骨小梁穿行连接,常见于关节结核、外伤等。见图2-15。

(五)关节脱位

关节脱位指构成关节的两个骨端正常相对位置改变或间距增宽。X线表现为关节窝及相应骨端移位,间距明显增宽。常见原因为外伤,也见于先天性脱位及病理性脱位。见图2-16。

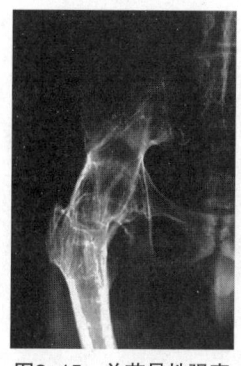 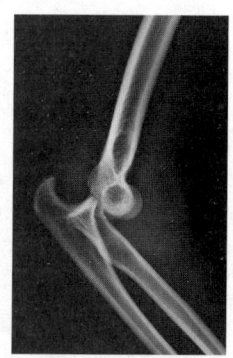

图2-15 关节骨性强直　　图2-16 肘关节脱位

五、骨关节外伤

(一)骨折、脱位概述

骨折是指骨结构连续性或完整性中断。根据骨折的程度和形态,骨折可分为不完全性骨折和完全性骨折。前者包括裂纹骨折、青枝骨折,后者包括横形、斜形、纵形、螺旋形及粉碎、嵌插、压缩性骨折。根据病因可分为创伤性骨折、疲劳骨折、病理性骨折。

X线表现为密度减低的线形阴影,细微或不全骨折有时看不到明确骨折线,而表现为骨皮质皱褶、隆起、凹陷或骨松质骨小梁中断、嵌插,常伴局部软组织出血、水肿。

(二)青枝骨折

指发生于幼儿、青少年长骨骨干的不完全性骨折。因幼儿、青少年长骨有机成分多,骨骼柔韧性大,故在轻、中度外力作用下易发生不完全性骨折。X线表现为部分骨皮质横行断裂,或表现为一侧骨皮质局部皱褶、隆起,长骨轻微弯曲、变形,形似折而不断的柳枝。见图2-17。

(三)病理性骨折

指已存在的骨病变或全身性骨疾患造成骨强度下降,即使轻微外伤也可产生的骨折。很多疾病如良恶性骨肿瘤、肿瘤样病变、骨髓炎、骨软化症、甲状腺功能亢进、老年性骨质疏松、药源性骨质疏松及骨发育障碍、成骨不全、先天性胫骨假关节、大面积物理性骨损伤（烧伤、冻伤、放射损伤等）都可发生病理性骨折。X线表现除有骨折外，还有原发病变的骨质改变。见图2-18。

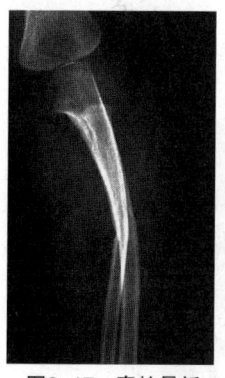 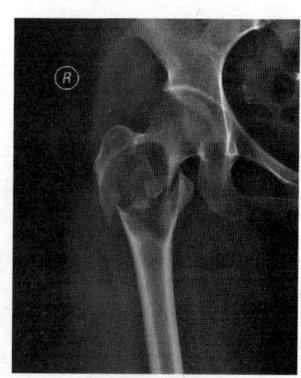

图2-17 青枝骨折　　图2-18 骨囊肿破裂（病理性骨折）

六、慢性关节疾病

（一）退行性骨关节炎

【诊断与读片要点】

1. 为骨关节系统最常见的老年退行性病变，主要表现为关节软骨退变，关节面及边缘新生骨生成。

2. 主要累及承重关节,临床表现为活动后关节疼痛。

3. X线表现为关节间隙不对称变窄,关节面下缘骨质增生硬化致广泛性密度增高。

关节组成骨增生变尖、骨赘形成,关节面下缘有囊状透亮区,可见硬化边。

4. 后期出现关节失稳、畸形、游离体形成。见图2-19。

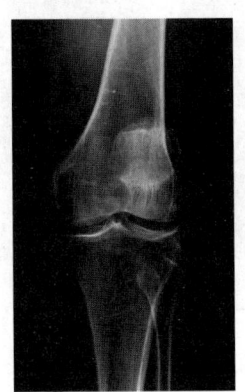

图2-19 膝关节退变

【鉴别诊断】

1. 类风湿性关节炎:主要累及手足小关节,以近端指间关节最常受累。临床见关节晨僵,类风湿因子增高。X线示骨质疏松明显,早期伴指间关节梭形软组织肿胀,晚期可造成关节畸形。

2. 痛风性关节炎:多间歇性发作,男性居多。X线示软组织结节伴不规则钙化(痛风石),邻近骨质穿凿样破坏,以第一跖趾关节受累多见。实验室检查血尿酸增高。

(二)类风湿性关节炎

【诊断与读片要点】

1. 是一种以慢性非特异性关节炎表现为主的全身性疾病,好发于手足小关节,多为对称性。

2. 病理表现:滑膜增生、炎症,肉芽组织形成、纤维化。

3. 早期X线表现为手足小关节周围软组织对称性梭形肿胀,随之关节间隙变窄,关节软骨缘骨质侵蚀,软骨下囊变,滑膜下增生。

4. 晚期骨质疏松明显,骨质严重破坏、吸收,可出现关节半脱位,还可引起关节纤维性强直。见图2-20。

【鉴别诊断】

1. 关节结核:多见于单个承重大关节,关节软骨和骨质破坏发展快且严重,关节间隙不同程度增宽或狭窄,可伴大小不等的死骨或砂粒状钙化。

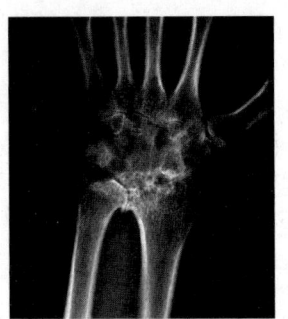

图2-20 类风湿性关节炎

2. 痛风性关节炎：常间歇性发作，血尿酸增高。好发于第一跖趾关节，以关节旁痛风石形成为主，可侵犯邻近关节骨。晚期关节间隙变窄。

3. 退行性骨关节炎：好发于老年人，以承重大关节多见，发生于小关节者以骨质增生为主要表现。晚期关节间隙变窄，伴骨性关节面硬化、囊变。

（三）痛风性关节炎

【诊断与读片要点】

1. 嘌呤代谢紊乱性疾病，男性好发，临床以疼痛为主要症状。起病急，第一跖趾关节最常受累。实验室检查血尿酸增高。

2. X线早期表现为关节软组织偏心性肿胀，病情发展可出现骨质硬化及花边状骨膜反应。

关节周围软组织内可见结节伴钙化（痛风石），邻近骨皮质穿凿样骨质破坏，边界清晰，无明显硬化边，骨质破坏区可相互融合呈蜂窝状。见图2-21。

3. 晚期可见关节畸形，表现为关节间隙变窄，关节脱位或半脱位。

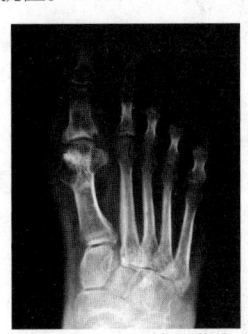

图2-21 痛风性关节炎

【鉴别诊断】

1. 类风湿性关节炎：对称性手足近端指（趾）间关节受累，骨质破坏以关节面下缘为主，多伴明显骨质疏松。软组织一般无钙化。实验室检查类风湿因子增高，尿酸不高。

2. 退行性骨关节炎：好发于老年人，以承重大关节受累为主。手足小关节退变以骨质增生为主，伴骨质关节面硬化及关节面下缘囊变，软组织无肿胀，关节畸形少见。

（四）强直性脊柱炎

【诊断与读片要点】

1. 是一种以中轴关节慢性炎症为主的全身性疾病，原因不明，早期主要累及骶髂关节，晚期脊柱韧带广泛性骨化致脊柱强直，关节畸形。

2. 青年男性发病率较高，炎性活动期骶髂关节、脊柱棘突疼痛不适。

3. 实验室检查C反应蛋白增高，血沉加快。90%患者HLA-B27阳性，类风湿因子多阴性。

4. 骶髂关节最早受累，后逐渐上行侵及脊柱。晚期关节囊、棘间韧带、棘上韧带、黄韧带可发生骨化。周围关节受累以髋关节最常见。

5. X线早期表现为骶髂关节前下2/3处关节面下轻度骨质疏松，关节面稍模糊、毛糙及小囊变。

中期骶髂关节对称性密度增高，关节面鼠咬状骨质破坏，关节间隙不规则增宽（假性），继而见关节间隙狭窄。

上行侵犯脊柱，表现为椎体前缘凹面消失，呈"方椎"，脊周韧带钙化，呈"竹节样"改变。见图2-22。

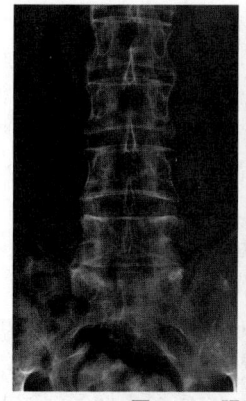 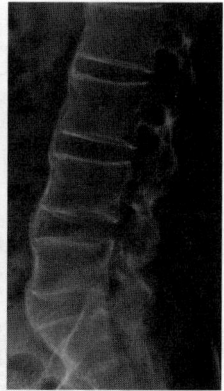

图2-22 强直性脊柱炎

【鉴别诊断】

1. 退行性骨关节炎：发病年龄大，全身多发骨质受累，骶髂关节受累较少见，关节间隙狭窄，一般无椎旁韧带钙化，HLA-B27阴性。

2. 致密性骨炎：常见于生育期女性，表现为骶髂关节面骨质硬化，关节间隙存在，关节面无明显破坏，不累及脊柱及髋关节。

（五）滑膜骨软骨瘤病

【诊断与读片要点】

1. 发生于关节滑膜囊、腱鞘滑膜的一种少见滑膜良性病变，以关节腔内多发软骨结节钙化为特征，与外伤、感染、滑膜及软骨细胞分化相关。

2. 患者以青壮年男性为主，多见于单侧关节，以膝关节为主。临床表现为关节疼痛及轻度活动障碍。

3. X线示关节腔多发圆形或类圆形钙化或骨化结节，大小不等，小钙化结节密度均一，大钙化结节边缘密度高，中央密度低，关节间隙正常。见图2-23。

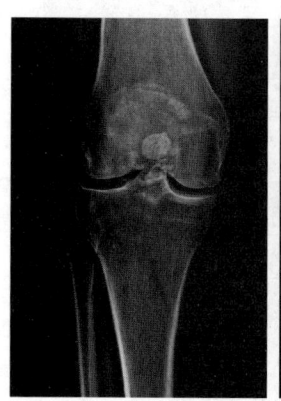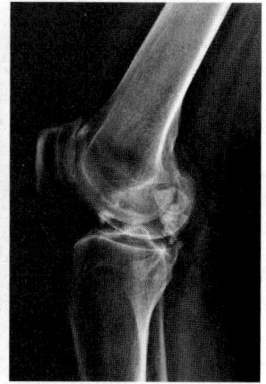

图2-23 膝关节滑膜骨软骨瘤病

【鉴别诊断】

1. 色素沉着绒毛结节性滑膜炎：可见关节腔结节状或分叶状软组织密度影，边界清晰，无钙化。

关节间隙可变窄,关节面下可囊变。

2. 夏科氏关节炎:关节腔内多发游离体,骨、软骨骨质破坏严重,常伴关节脱位或半脱位。

七、骨关节感染性疾病

(一)急性骨髓炎

【诊断与读片要点】

1. 常由于金黄色葡萄球菌进入骨髓所致,以血行感染为主。

2. 好发于儿童、青少年。临床起病急。急性期可有高热、寒战等全身中毒症状,患肢剧痛,局部皮肤红肿热痛。成人急性炎症表现较轻。

3. X线示软组织肿胀,7~10天内骨质改变不明显,肌间隙模糊、消失,皮下组织与肌间分界不清,皮下脂肪层出现致密条纹状、网状影。

骨骼早期表现为局限性骨质疏松,随后形成多个分散不规则骨质破坏区,骨小梁模糊、消失,破坏区边缘模糊。病变进展,病灶融合成大片破坏区,可达骨干大部或全部,破坏骨皮质伴骨质增生。

骨破坏很少跨越骺板累及骨骺或穿过关节软骨侵入关节。

死骨为小片或长条状高密度致密影,少数病例大部分骨干可成死骨,可并发病理性骨折。

骨皮质表面形成葱皮状、花边状或放射状致密影（骨膜反应），逐渐增厚，密度增高，可围绕骨干全部或大部，形成包壳。见图2-24。

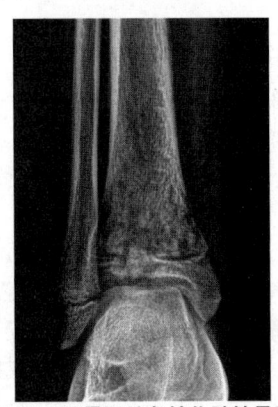

图2-24　胫骨远端急性化脓性骨髓炎

【鉴别诊断】

1. 骨肉瘤：高度恶性肿瘤，一般无寒战、高热。X线表现为骨质破坏、肿瘤骨、骨膜反应及软组织肿块形成，部分病变累及骺板、骨骺，甚至突破关节面向对侧骨质跳跃转移。

2. 尤因肉瘤：临床见发热、白细胞增多，患肢疼痛。X线表现为片状、筛孔状或虫蚀状溶骨性骨质破坏，伴骨膜反应及周围软组织肿块。对放化疗敏感。

（二）慢性骨髓炎

【诊断与读片要点】

1. 急性化脓性骨髓炎治疗不彻底或迁延不愈、引流不畅，在骨内遗留感染性病灶、死骨、脓肿时，即为慢性骨髓炎。

2. 全身症状轻微，当机体抵抗力低下时可急性发作。病变可迁延数年，十余年甚至数十年。有时形成窦道，患肢可畸形改变。

3. X线表现为骨质破坏区周围大量骨质增生，骨小梁增粗、紊乱，密度增高，可呈象牙质样。

骨膜新生骨明显，与残存骨皮质融合，轮廓不整。

髓腔骨质破坏形成无效腔，可见死骨。死骨表现为长条形或方形高密度影，长轴与骨干平行，骨小梁结构模糊，边缘绕以低密度环。窦道为管状低密度影延续至皮下。见图2-25。

【鉴别诊断】

1. 慢性硬化性骨髓炎：也称Garre骨髓炎，少见。好发于抵抗力强的年轻人，与外伤有关。X线表现为骨膜增生、增厚，骨髓腔狭窄或闭塞，与正常骨质界限不清。

2. 慢性骨脓肿（Brodie's脓肿）：为相对静止

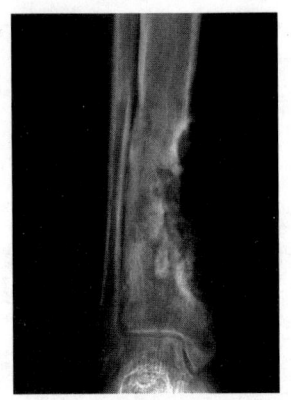

图2-25 胫骨远端慢性化脓性骨髓炎

的局限性感染灶。多见于儿童、青少年。X线表现为圆形或卵圆形骨质破坏,位于干骺端中央或略偏心,早期破坏区边缘较模糊,随病变进展,周边逐渐形成硬化边。骨膜反应与死骨少见。

(三)化脓性关节炎

【诊断与读片要点】

1. 为化脓性细菌经血行进入关节而引起的急性炎症,也可由邻近软组织感染、骨髓炎蔓延、创伤直接引起感染所致。儿童、婴儿多见。可累及任何关节,以膝、髋关节承重面破坏为主。

2. 临床表现为关节肿胀,活动受限。周围软组织红、肿、热、痛，也可出现全身中毒症状。

3. X线表现为早期关节旁软组织肿胀，关节积液，并推挤周围脂肪垫移位。

关节局部骨质疏松，关节间隙增宽。随后，关节间隙变窄，软骨下骨质破坏以承重面为重。

可出现大块骨质破坏和死骨，有时见病理性脱位。儿童表现为骨骺分离。

晚期多出现骨性强直，周围软组织钙化形成。见图2-26。

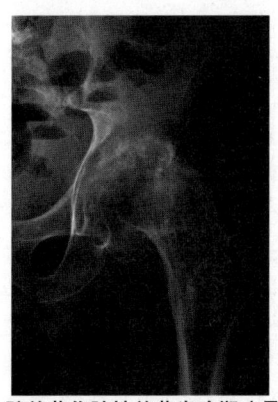

图2-26　髋关节化脓性关节炎晚期（骨性强直）

【鉴别诊断】

1. 关节结核：病程长，无急性症状及体征。表现为关节缘侵蚀性破坏及骨质疏松，晚期见纤维性强直，少见骨性强直。

2. 类风湿性关节炎：以22~55岁多见，常隐匿性起病，病程长，偶急发。以双侧对称性小关节发病为主。表现为关节间隙变窄，关节面模糊、囊变，晚期关节畸形。

（四）关节结核

【诊断与读片要点】

1. 分骨型和滑膜型，多为体内其他部位结核分枝杆菌经血行播散所致，进展较缓慢。

2. 好发于儿童及青少年，主要表现为疼痛、肿胀、功能障碍。

3. 早期X线表现为骨质疏松，关节囊肿胀，密度增高，关节间隙正常或增宽。

4. 病变进展，关节面呈虫蚀状骨质破坏，以边缘为主，上下骨面多对称受累，关节间隙变窄。

5. 晚期病变愈合，骨质破坏停止，关节面缘骨质锐利。部分患者可出现纤维性关节强直，关节间隙变窄。见图2-27。

【鉴别诊断】

1. 化脓性关节炎：起病急，体征明显且较重，进展快。关节软骨早期破坏并出现关节间隙狭窄，常为匀称性变窄。骨破坏发生在承重面，伴骨质增

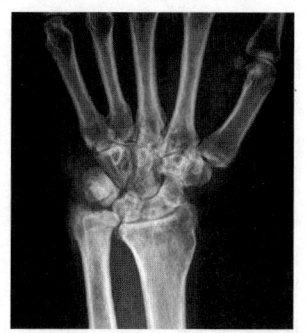

图2-27 腕关节结核

生硬化，骨质疏松不明显，可见骨性强直。

2. 类风湿性关节炎：骨破坏从关节边缘开始，骨质疏松明显，与结核相似，但类风湿性关节炎常对称性侵及多个小关节，关节间隙变窄出现早。

八、骨坏死及骨软骨病

（一）股骨头缺血性坏死

【诊断与读片要点】

1. 指由于股骨头完全或部分缺血导致的骨坏死。主要病因包括股骨颈骨折及髋关节脱位引起的血供中断、免疫力低下、长期酗酒、激素治疗。

2. 好发于30~60岁男性，表现为髋部疼痛、活动受限、跛行、"4"字实验阳性，晚期可伴髋关节畸形。

3. 早期X线表现为股骨头、髋关节间隙正常，股骨头前上方可出现小斑片状、条带状密度增高影（为周围活性骨质疏松衬托下的相对密度增高）。

4. 中期见股骨头承重部塌陷，关节间隙尚无改变，高密度硬化带周围出现条带及类圆形低密度影，低密度区包绕的硬化区随病程进展呈混杂密度改变。此期关节面下方可出现新月征。

5. 晚期股骨头塌陷严重、变扁，呈蘑菇状或楔形。关节面增生硬化，关节间隙变窄，常伴退行性骨关节炎改变。见图2-28。

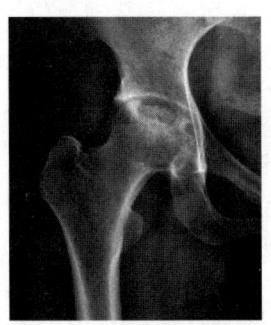

图2-28　股骨头缺血性坏死

【鉴别诊断】

1. 退行性骨关节炎：承重区关节面下见囊状

骨质吸收，形态规则，无股骨头塌陷。骨质增生明显，关节间隙变窄。股骨头缺血性坏死晚期常伴退行性骨关节炎改变，鉴别困难。

2. 髋关节结核：单侧多见，股骨颈、髋臼骨质侵蚀破坏，关节间隙变窄，邻近骨质疏松，软组织肿胀。合并冷脓肿则提示关节结核。

（二）骨梗死

【诊断与读片要点】

1. 指由于血供不足造成的弥漫性或局灶性骨质坏死。常见病因有镰状细胞贫血、减压病、动脉硬化所致骨内血管栓塞或狭窄等。

2. 好发于股骨下段及胫骨上段，常为对称性及多发性。一般无临床症状，急性梗死可出现剧痛。

3. 早期X线有时见片状低密度影，边界模糊。

当病变区钙化或骨化时，X线表现为骨髓腔不规则高密度影，呈"地图样"改变，边缘清晰。见图2-29。

【鉴别诊断】

1. 急慢性化脓性骨髓炎：临床有红、肿、热、痛，急性期表现为骨质破坏、骨膜增生，慢性期可形成瘘管、死骨、骨包壳。

2. 内生软骨瘤：短骨好发，表现为轻度膨胀性骨质破坏，病灶为低密度伴中央散在斑点状高密度

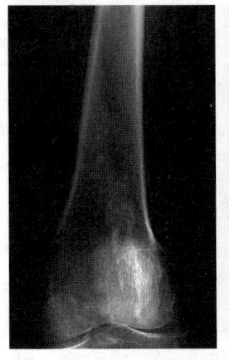 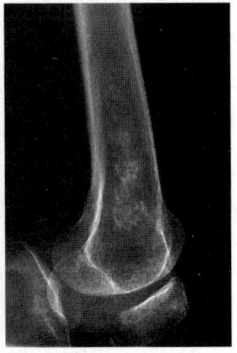

图2-29 股骨远端骨梗死

钙化灶,环形钙化少见。

3. 骨结核:可见骨质疏松、死骨,死骨多位于病灶中央,常呈砂粒状或斑点状,环形硬化少见。

九、常见骨肿瘤及肿瘤样病变

(一)骨样骨瘤

【诊断与读片要点】

1. 骨样骨瘤是由成骨细胞及其产生的骨样组织所构成的良性骨肿瘤。多发生于长骨骨干的骨皮质,以胫骨及股骨多见。

2. 多见于30岁以下青少年,临床表现以局部疼痛、夜间疼痛为主,服用水杨酸类药物可缓解疼痛。

3. X线表现为局限性骨质增生硬化区内类圆形低密度影,中心为瘤巢,直径多小于1.5 cm。

半数瘤巢内伴钙化、骨化,边界清晰,一般无骨膜反应。见图2-30。

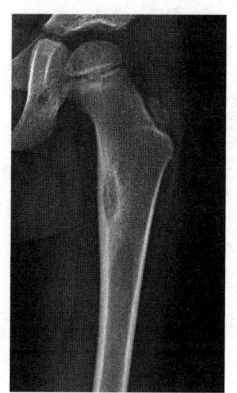

图2-30　股骨上段骨样骨瘤

【鉴别诊断】

1. 骨脓肿:临床表现有红、肿、热、痛等感染症状,好发于干骺端,破坏区无钙化或骨化,破坏范围较大,形态不规整,多伴骨膜反应。

2. 骨母细胞瘤:瘤巢多大于2 cm,1/3发生于椎体附件,可伴骨膜反应。临床无夜间痛,服用水杨酸类药物无效。

(二)骨肉瘤

【诊断与读片要点】

1. 指起源于骨间叶组织,以瘤性成骨细胞直接形成骨样组织为特征的恶性肿瘤,是常见的骨恶性肿瘤,好发于10~20岁青少年。

2. 骨肉瘤常见于管状骨,以股骨远端、胫骨近端多见。临床表现为疼痛、局部肿胀、运动障碍。实验室检查多有碱性磷酸酶升高。

3. 根据骨质破坏及肿瘤骨的多少,骨肉瘤可分为3型:①硬化型,以肿瘤新生骨形成为主;②溶骨型,以骨质破坏为主;③混合型,新生骨的形成与骨质破坏并存。

4. X线表现为不规则骨质破坏,伴髓内浸润。可见日光样或放射状骨膜反应。骨膜新生骨再破坏,可形成Codman三角。骨内外可见云絮状、针状、放射状肿瘤骨,伴软组织肿块形成。见图2-31。

【鉴别诊断】

1. 骨转移瘤:患者年龄较大,多有原发肿瘤史。病灶多发,以红骨髓存在部位受累为主,一般无肿瘤骨。

2. 慢性化脓性骨髓炎:病程慢,好发于长骨骨干。骨质破坏、新生骨及骨膜反应、骨髓腔变窄由

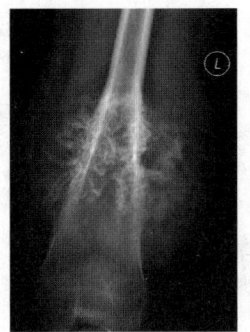

图2-31 股骨远端骨肉瘤

轻及重,边缘由模糊至清晰,逐渐演变发展。

(三)骨软骨瘤

【诊断与读片要点】

1. 又名外生性骨疣,是最常见的良性骨肿瘤,一般位于长骨干骺端。有单发与多发两种,单发多见,多发骨软骨瘤与遗传有关。

2. 病理组织包括骨性基质、软骨帽、纤维包膜。一般无临床症状,周围软组织受压可出现疼痛。

3. X线示背离关节面生长的骨性赘生物,呈管状、锥形或菜花状。病灶骨皮质及骨松质与母体延续,内可见点状或环状钙化。见图2-32。

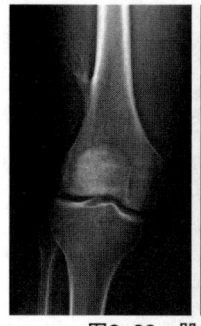 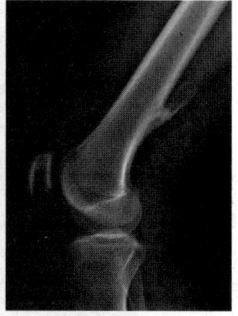

图2-32 股骨远端骨软骨瘤

【鉴别诊断】

1. 骨旁骨肉瘤：源于骨皮质表面，不与骨髓腔相通。表现为基底部附着于骨表面的骨性肿块，内无骨松质结构。

2. 软骨肉瘤：钙化为其特征，表现为软组织肿块内斑片状、环状钙化。

（四）软骨瘤

【诊断与读片要点】

1. 软骨瘤根据病变部位可分为内生性及外生性（皮质旁），根据病灶多少可分为单发、多发。

2. 内生软骨瘤以11~30岁人群多见，常见于手足短骨，男性较女性多。

3. 病灶位于骨髓腔，表现为境界清楚的类圆形骨质破坏,可见硬化边。

4. 病变内多伴环形、斑点状或不规则钙化,邻近骨皮质变薄,一般无骨膜反应。见图2-33。

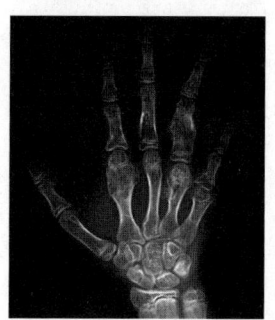

图2-33　手指多发内生软骨瘤

【鉴别诊断】

1. 骨巨细胞瘤:好发于四肢长骨,手足骨少见,以膨胀性骨质破坏为主,瘤内无钙化。

2. 单一性骨囊肿:极少见于短管状骨,可发生于近骺板部位,长径与骨长轴一致,边缘光滑,可硬化,骨质破坏区无钙化。

(五)骨巨细胞瘤

【诊断与读片要点】

1. 起源于骨骼非成骨性结缔组织,为以单核细胞为主要成分的溶骨性肿瘤。

2. 好发于20~40岁青壮年，男女发病率相当。可分为3级，Ⅰ级为良性，Ⅱ级为过渡型，Ⅲ级为恶性。

3. 临床表现以间歇性疼痛，局部肿胀、压痛，关节活动障碍为主。

4. 好发于干骺愈合后的骨端，X线表现为圆形或椭圆形膨胀性偏心性骨质破坏。

骨破坏区呈分房状或皂泡状，边缘欠规则，少有硬化边。骨破坏区常直达骨性关节面，瘤内无钙化、骨化影。

随着肿瘤的增大，骨皮质呈薄壳状，肿瘤可穿破骨皮质形成软组织肿块。

5. 有以下征象，提示恶性：①有较明显的侵袭性表现，如肿瘤与正常骨交界处模糊，有虫蚀状、筛孔样骨破坏，骨性包壳和骨嵴残缺不全；②骨膜增生较显著，可有Codman三角；③软组织肿块较大，超出骨性包壳的轮廓；④患者年龄较大，疼痛持续加重，肿瘤突然生长迅速并有恶病质。见图2-34。

【鉴别诊断】

1. 单一性骨囊肿：好发于儿童和青少年，多在干骺愈合前发生，位于干骺端而不在骨端。纵向扩展为主，膨胀不如骨巨细胞瘤。

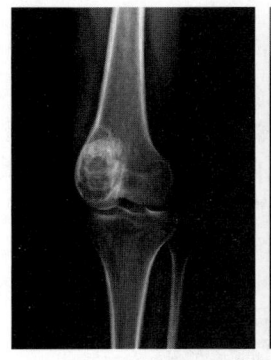
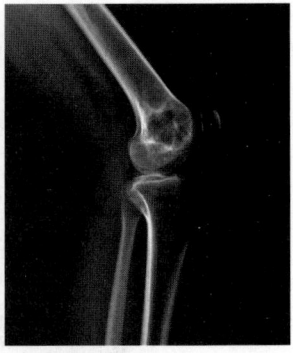

图2-34 股骨远端骨巨细胞瘤

2. 动脉瘤性骨囊肿：发生于长骨者多位于干骺端，常有硬化边。发生于扁骨或不规则骨者与骨巨细胞瘤鉴别困难，前者含囊腔和液-液平面，可行CT、MRI扫描诊断。

（六）尤因肉瘤

【诊断与读片要点】

1. 又称未分化网状细胞肉瘤，起源于骨髓间充质性结缔组织。若发生在骨外软组织，称髓外尤因肉瘤。

2. 发生部位与红骨髓的分布有关，好发年龄为5~15岁，5岁以前和30岁以后极少发生。临床表现类似骨感染，局部以疼痛为主，肿块形成有时早于骨骼改变。

3. X线表现无特征性,病变区呈弥漫性骨质疏松,伴斑点状、虫蚀状骨质破坏,边界不清。

周围骨皮质呈筛孔样或花边样缺损。偶可见地图样大片骨质破坏,类似溶骨性骨肉瘤。

骨膜增生明显,呈葱皮样,可形成Codman三角及放射状骨针。病变早期即可见广泛的软组织肿块。见图2-35。

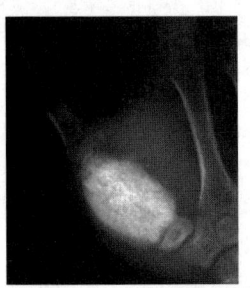

图2-35 第1掌骨尤因肉瘤

【鉴别诊断】

1. 骨肉瘤:一般位于骨骺端,骨肉瘤的针状瘤骨粗、长、不规则,骨质破坏区和软组织肿块常见肿瘤骨形成。

2. 急性骨髓炎:X线表现为骨质破坏、密度减低,不形成Codman三角,周围软组织肿胀,与尤因肉瘤表现相似。但急性骨髓炎好发于儿童及青少年，起病急，检查可见局部皮肤红、肿、热、痛。

（七）多发性骨髓瘤

【诊断与读片要点】

1. 多发性骨髓瘤是一种恶性浆细胞病，系浆细胞不正常增生，并侵犯骨髓的一种恶性肿瘤。

2. 主要累及头颅、脊柱、肋骨、骨盆、胸骨、股骨和肱骨近端等部位。临床表现为全身骨骼疼痛、软组织肿块及病理性骨折。约50%的患者尿本周蛋白阳性。

3. 怀疑多发性骨髓瘤的患者常摄骨盆和颅骨的X线平片。

4. X线表现为广泛骨质疏松及多发骨质破坏。骨质破坏呈穿凿样、蜂窝状、鼠咬状、皂泡状、蛋壳状，边界清晰，无硬化边。见图2-36。

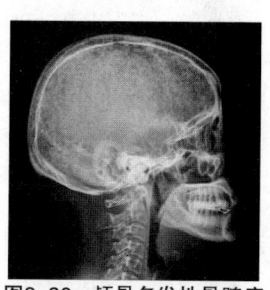

图2-36 颅骨多发性骨髓瘤

【鉴别诊断】

1. 骨质疏松：老年女性多见，脊柱表现明显且广泛，以骨皮质完整、骨小梁稀疏、密度减低为主，颅骨一般无异常。

2. 骨转移瘤：常有原发肿瘤史，肿瘤破坏以溶骨性为主，边缘模糊，可伴软组织肿块形成。

（八）单一性骨囊肿

【诊断与读片要点】

1. 系骨内一充满棕黄色液体的囊腔，发生原因不明，为良性肿瘤样病变，有观点认为与外伤有关。

2. 多见于10~15岁青少年，一般无临床症状或有隐痛，多数因发生病理性骨折才发现。

3. X线表现为椭圆形、膨胀性骨质破坏，呈低密度影，边缘清晰，可见硬化边。见图2-37。

4. 病灶呈中心性生长，纵径较横径长，且随骨骼的发育逐渐移向骨干。

5. 骨皮质膨胀变薄，病理性骨折多见。

6. 一般为单囊，内壁无骨嵴，囊内可见稀疏纤维条索。少数可呈多房，主要是囊壁骨嵴相互重叠的结果，囊壁较厚。

【鉴别诊断】

1. 动脉瘤性骨囊肿：好发于长骨干骺端，偏心

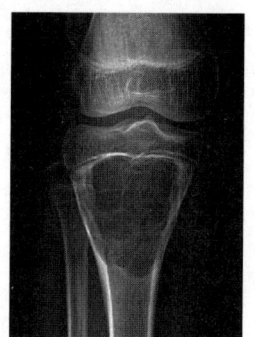

图2-37 单一性骨囊肿

性生长，膨胀明显，多呈囊状或皂泡状结构，其内可见液-液平面，有时囊内有钙化或骨化。

2. 单骨性骨纤维异常增殖症：病变范围较广，膨胀不明显，骨皮质变薄，髓腔缘可呈多弧形改变，病变区透亮度减低，呈磨玻璃样改变。

（九）动脉瘤性骨囊肿

【诊断与读片要点】

1. 是一充满血液的肿瘤样病变，因其外形酷似动脉瘤囊状膨出而得名。

2. 好发于30岁以下青少年，常位于长骨干骺端、骨干或脊柱后部。

3. X线表现为偏心性膨胀性骨质破坏，骨皮质变薄，呈吹气样，可见硬化边。

病灶内见粗细不规则小梁分隔，呈蜂窝状或皂泡样改变，伴液-液平面。部分病灶见骨膜反应。见图2-38。

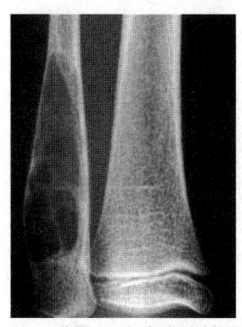

图2-38　腓骨远端动脉瘤性骨囊肿

【鉴别诊断】

1. 骨巨细胞瘤：好发于30岁以上人群，病灶多位于骨端，横向生长，呈溶骨性膨胀改变。病灶呈皂泡状，边界清晰，无硬化边，易发生病理性骨折。

2. 单一性骨囊肿：膨胀不如动脉瘤性骨囊肿明显，病灶逐渐向骨干侧生长，囊内无液-液平面，无钙化或骨化。

（十）非骨化性纤维瘤

【诊断与读片要点】

1. 起源于组织成纤维细胞组成的错构瘤，又称纤维性缺损，与纤维骨皮质缺损类似。

2. 多见于20岁以下青少年，好发于股骨下端、胫骨上端及腓骨两端。

3. 病灶位于长骨干骺端，靠近骺板，偏于一侧骨皮质。

4. 随生长发育，病变可逐渐向骨干移行，纵轴与长骨一致。病灶呈分叶状、卵圆形，边界清楚，可见硬化边。

5. 病变发展可侵及骨髓腔，破坏整个干骺端，引起病理性骨折。

6. 多发非骨化性纤维瘤可在同一骨内有多个病灶，也可不在同一骨。见图2-39。

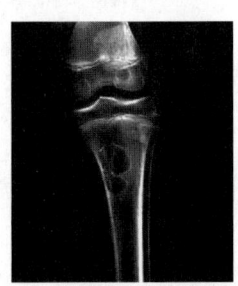

图2-39　胫骨近端非骨化性纤维瘤

【鉴别诊断】

1. 骨纤维异常增殖症：病灶范围广泛，密度不均，呈磨玻璃样改变，边界不清，常致骨骼畸形。

2. 骨化性纤维瘤：好发于20~30岁人群，多见于颅面骨，呈单房或多房、形态不规则的膨胀性骨质破坏，周边有硬化，内见散在或密集的骨化、钙化灶。

（十一）骨纤维异常增殖症

【诊断与读片要点】

1. 又称骨纤维结构不良，是指正常骨组织被异常增生的纤维组织代替，多数认为是原始间叶组织发育异常。

2. 常见于儿童、青少年，根据受累部位分为单骨型和多骨型。

3. X线表现为病灶位于骨髓腔，呈膨胀性骨质破坏，可见硬化边。

骨破坏区可表现为囊状、磨玻璃样、丝瓜络样、虫蚀状或硬化，上述征象可单独出现，也可同时出现。

病变早期边界较清，后期逐渐模糊。常并发骨骼畸形及病理性骨折，部分病灶可出现恶变。见图2-40。

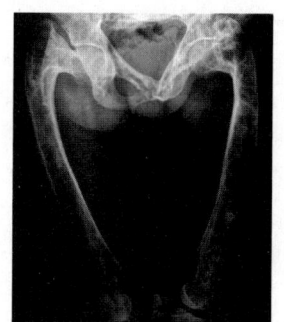

图2-40 股骨骨纤维异常增殖症

【鉴别诊断】

1. 甲状旁腺功能亢进：可见骨质疏松，骨膜下骨吸收，血钙高，血磷低。与以囊状膨胀性改变为主的骨纤维异常增殖症表现相似，鉴别需结合临床。

2. 骨巨细胞瘤：病变好发于骨端关节面下，呈偏心性膨胀性骨质破坏，周围无硬化边。

十、骨关节营养、代谢、血液性疾病

（一）佝偻病

【诊断与读片要点】

1. 系维生素D及其活性代谢产物缺乏导致钙、磷代谢紊乱，骨基质因而缺乏钙盐沉积引起的。

2. 多发生于日光照射不足的小儿,临床表现手足抽搐、方颅、鸡胸、串珠肋、腕部手镯样畸形、"O"形腿(膝内翻)或"X"形腿(膝外翻)。实验室检查血钙、磷低,碱性磷酸酶高。

3. 佝偻病活动期X线表现为全身骨骼普遍性密度减低,骨小梁稀疏、模糊,骨皮质变薄。

骺板先期钙化带变薄、模糊,骺板增厚膨出、干骺端增大、中央凹陷呈杯口状。

干骺端骨小梁稀疏、紊乱,呈毛刷样。骨化中心出现延迟、边缘模糊。见图2-41。

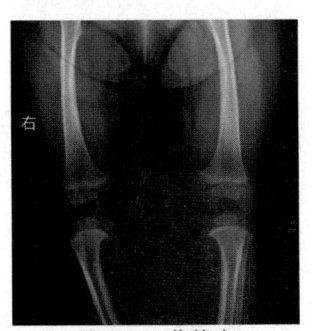

图2-41 佝偻病

【鉴别诊断】

骨质疏松:多见于老年人,表现为骨质密度减低,骨小梁稀疏、变细,但边界清晰,少有骨骼畸形。

（二）血友病性关节炎

【诊断与读片要点】

1. 血友病性关节炎为一组遗传性凝血因子缺乏而导致的出血性疾病在关节的表现。发病年龄较小，一般有家族史，临床上有出血倾向。

2. 病理改变主要为凝血因子异常导致骨关节滑膜或滑膜下反复出血，导致滑膜、关节囊、关节软骨反复受含铁血黄素及其他化学物质侵蚀而造成破坏。

3. X线表现为常累及四肢承重大关节，早期滑膜或滑膜下出血可造成关节腔积血，导致关节间隙增宽。

中期表现为关节面下缘软骨边缘的骨质侵蚀，软骨的退变与破坏导致关节间隙变窄，关节运动受限可引起废用性骨质疏松。

晚期出现软骨下硬化和囊变及关节周围软组织萎缩。见图2-42。

【鉴别诊断】

1. 单纯性滑膜炎：滑膜增厚程度较轻且规则，X线上一般仅表现为关节间隙的增宽，无骨质破坏及骨质疏松。

2. 色素沉着绒毛结节性滑膜炎：该病多累及单个关节，也伴含铁血黄素沉积，关节囊肿胀明显，

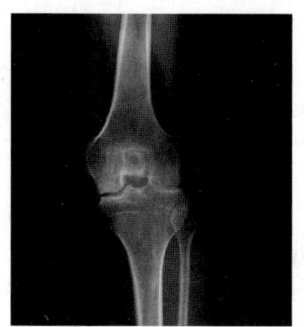

图2-42 血友病性关节炎

但无凝血因子异常及出血倾向。

十一、脊柱病变

(一)退行性改变

【诊断与读片要点】

1. 脊椎退行性改变为生理老化的过程,一般不伴有临床症状,部分患者伴腰背部疼痛。

2. 脊椎退行性改变包括脊椎、椎间盘、椎间关节、韧带的退行性改变及继发性的椎管、椎间孔狭窄。

3. X线表现为椎体边缘骨质增生硬化,椎体骨质疏松,密度减低,骨小梁稀疏,椎间隙变窄,椎小关节肥厚。项韧带、黄韧带等增厚、钙化。见图2-43。

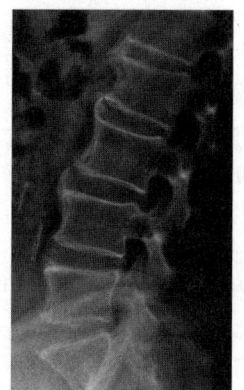

图2-43 腰椎退行性改变

【鉴别诊断】

1. 强直性脊柱炎：发病年龄较轻，实验室检查HLA-B27阳性，X线表现以椎旁韧带钙化为主，可见"竹节椎"，骨质增生及骨质疏松表现不明显，椎间隙一般正常。

2. 椎缘骨：又称椎体边缘软骨结节，属于生理性变异，表现为椎体边缘三角形骨质密度影，边缘骨质增生硬化，未与椎体相连。

（二）脊柱结核

【诊断与读片要点】

1. 脊柱结核是骨关节结核中最常见的一种，好发于儿童及青年,发病部位以腰椎多见,其次为胸椎、颈椎。

2. 多累及相邻椎体,并破坏椎间盘。90%脊柱结核病变局限于椎体,单纯附件结核较少见。椎旁冷脓肿形成提示脊柱结核。

3. X线表现为椎体骨质破坏,呈虫蚀状,骨质破坏区可见小斑点状、砂粒状高密度影。椎间隙变窄或消失。椎旁软组织肿胀,可见团片状高密度影,提示冷脓肿。骨质破坏明显时伴椎体压缩性改变,脊椎后突畸形。见图2-44。

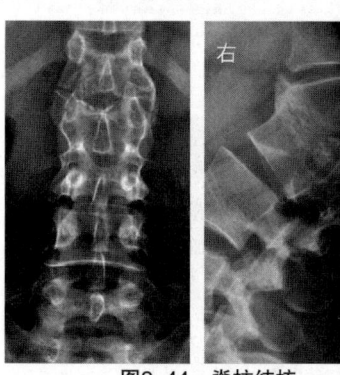

图2-44　脊柱结核

【鉴别诊断】

1. 化脓性脊柱炎:骨质破坏进展快,病程短,临床有明显的感染中毒症状,椎旁软组织肿胀不明显。

2. 脊柱转移瘤:可累及多个椎体,呈跳跃性分布,多椎体及附件同时受累,较少累及椎间盘。

（三）椎体血管瘤

【诊断与读片要点】

1. 椎体血管瘤属良性肿瘤,是血管畸形的一种,常见于胸椎,腰椎次之,颈椎及骶尾椎较少见。

2. 由成熟的薄壁血管组成,含有较大衬有内皮的血管间隙。小血管瘤一般无明显临床症状,随着肿瘤的增大可出现疼痛。

3. X线表现为椎体内不均匀密度减低区,边界较清。病灶内可见垂直、水平排列的条纹状致密影,呈栅栏状改变。见图2-45。

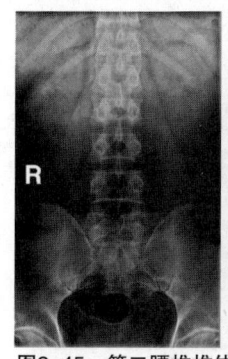
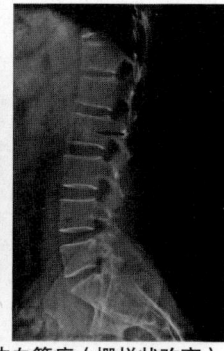

图2-45 第二腰椎椎体血管瘤（栅栏状改变）

【鉴别诊断】

1. 脊柱转移瘤：一般累及多个椎体，呈跳跃性分布，骨质破坏区边界不清，椎体及附件可同时受累。

2. 骨髓窦：局限性低密度区，无硬化边，无栅栏状改变，常见于跟骨，椎体少见。

（四）致密性骨炎

【诊断与读片要点】

1. 致密性骨炎是一种以骨质硬化为特点的非特异性炎症。

2. 女性经产妇多见，主要表现为腰骶部或下腰部疼痛。

3. X线表现为骶髂关节下2/3区域髂骨面骨质增生硬化，关节间隙清晰、存在，关节面及骨质无破坏改变。见图2-46。

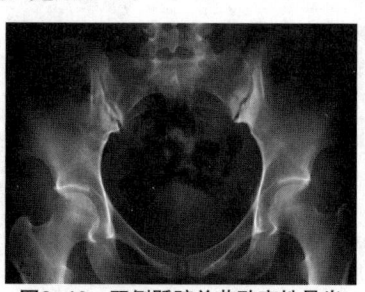

图2-46 双侧骶髂关节致密性骨炎

【鉴别诊断】

1. 强直性脊柱炎：多见于男性青年，早期骶髂关节间隙增宽呈锯齿状，晚期关节间隙消失、骨性融合，常伴脊柱韧带骨化。

2. 类风湿性关节炎：关节面密度减低，骨质疏松，关节面下可见周围硬化的小囊状骨缺损。

第三章 胸 部

一、胸部的X线检查方法

胸部X线检查是目前临床最常使用的影像检查方法,是胸部疾病筛查、诊断与鉴别诊断、病变随访的重要方法。主要包括透视、摄片等常规方法和体层摄影、支气管造影等特殊检查方法。随着CT的广泛应用,胸部特殊X线检查已很少应用。目前,临床应用的主要是胸部X线透视及普通摄片。

透视的优点在于可以随意转动患者体位,选择最佳体位观察,短时间内即可做出初步诊断;缺点是不能留下病变的永久记录,其空间分辨率和密度分辨率均不如摄片。X线摄片应用在疾病初查、定位、治疗复查和胸部健康检查方面,也常用于检查肋骨骨折。

二、胸部正常X线解剖

正常的胸部X线影像是胸腔内、外各组织和器官的重叠影像。

(一)胸廓

胸廓包括胸廓软组织及骨骼在胸片上的影像。

软组织结构包括胸锁乳突肌及锁骨上皮肤皱褶、胸大肌、女性乳房及乳头。骨骼组织包括肋骨、锁骨、肩胛骨、胸骨、胸椎。

(二)纵隔

位于胸骨后、胸椎前,界于两肺之间。其内有心脏、大血管、气管、食管、主支气管、淋巴组织、胸腺、神经及脂肪等器官和组织。除气管及主支气管可以分辨外,其余结构间无明显对比,只能观察其与肺部邻接的轮廓。

(三)膈

膈在胸部后前位X线片上分左、右两叶,呈圆顶状。膈在外侧及前、后方与胸壁相交形成肋膈角,在内侧与心影形成心膈角。膈顶偏内前方,右侧膈顶较左侧膈顶高1~2 cm,一般位于第9或第10后肋水平。膈的形态、位置及运动,可因膈的发育及胸、腹腔病变而变化。

(四)胸膜

包括衬于胸壁内面、膈面与纵隔面的壁层胸膜和包绕于肺表面的脏层胸膜,在正常情况下,一般不显影,只有在胸膜反折处X线与胸膜走行方向平行时,才在X线片上显示。

(五)气管、支气管

气管起于环状软骨下缘,在第5~6胸椎平面分为左、右主支气管。气管分叉角度为60°~85°，吸气时角度稍增大。右侧主支气管与气管长轴的角度为20°~30°，左侧主支气管与气管长轴的角度为40°~55°。两侧主支气管分别分出肺叶支气管，继而分出肺段支气管，经多次分支，最后与肺泡相连。

（六）肺

1. 肺野。

两侧肺部影像称为肺野，在胸片上呈透明区域。深吸气时肺内因含气量增多，透明度增高，反之，呼气时透明度减低。为便于病变定位，临床上将一侧肺野纵行分为3等份，称为内、中、外带；又分别在第2、第4肋骨前端下缘引一水平线，将肺野分为上、中、下野。

2. 肺叶、肺段。

右肺分为上、中、下3叶。右肺上叶后缘以斜裂与下叶为界，下缘以水平裂与中叶分隔，分为尖段、后段、前段。右肺中叶位于右肺的前下部，上缘以水平裂与上叶为界，下缘以斜裂与下叶分隔，分为内侧段、外侧段。右肺下叶以斜裂与上叶、中叶为界，分为背段、内基底段、前基底段、外基底段、后基底段。左肺以斜裂分为上、下2叶。斜裂前方为左肺上叶，分为尖后段、前段、舌叶上段与下段。斜裂后方为左肺下叶，肺段分为背段、内前基底段、外基底段、后基底段。

3. 肺门。

肺门影是肺动脉、肺静脉、支气管及淋巴组织的共同投影。肺动脉、肺静脉的大分支是其主要组成部分。在后前位胸片上，肺门位于两肺中野、内带，左侧比右侧高1~2 cm。右肺门分上、下两部。上部由右上肺静脉、上肺动脉及下肺动脉干后回归支组成，其外缘由上肺静脉的下后静脉干形成；下部由右下肺动脉干构成。肺门上、下部构成一较钝的夹角，称肺门角。左肺门主要由左肺动脉及上肺静脉的分支构成。上部由左肺动脉弓形成，下部由左下肺动脉及其分支构成。侧位胸片两侧肺门大部分重叠，右肺门略偏前。

4. 肺纹理。

肺纹理是自肺门向肺野呈放射状分布的树枝状影。由肺动脉、肺静脉、支气管及淋巴管组成，主要是肺动脉分支。肺纹理自肺门向外延伸逐渐变细，上肺野肺纹理较细，下肺野肺纹理较粗，以右下肺野明显。

详见图3-1、图3-2。

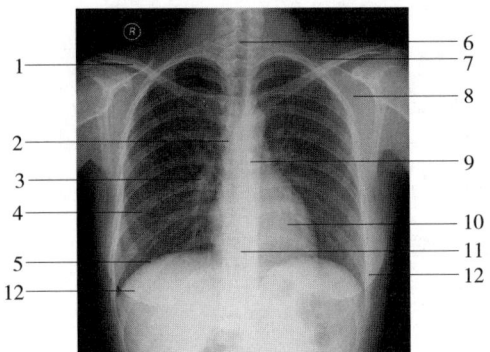

1. 锁骨 2. 右主支气管 3. 右下肺动脉 4. 肋骨
5. 膈肌 6. 气管 7. 锁骨上皮肤皱褶 8. 肩胛骨
9. 左主支气管 10. 心影 11. 胸椎 12. 乳房

图3-1　胸部正面X线片

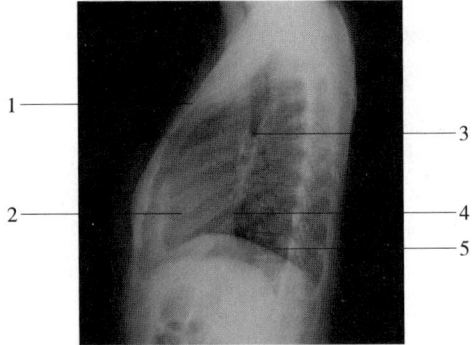

1. 胸骨 2. 心影 3. 肺门 4. 斜裂 5. 胸椎

图3-2　胸部侧面X线片

三、肺部基本病变的X线表现

（一）渗出、实变

渗出是指血管通透性增高，血液内的细胞或血浆成分进入血管外组织间隙的过程。渗出是炎症的特征性改变。当肺泡内的气体被液体、细胞及蛋白成分替代，肺实质变得致密时即为肺实变。X线片上表现为边缘模糊的斑片状、云絮状高密度影，实变阴影往往以叶间裂为界。在实变的组织中可见到含气支气管分支影，称支气管气象。常见于肺炎、肺结核、肺出血、肺水肿等。见图3-3。

（二）肺不张

肺不张是指一个或多个肺段或肺叶的容量或含气量减少，肺组织萎陷。为支气管腔阻塞、腔外压迫或肺内瘢痕组织收缩引起。当支气管被完全阻塞后，肺泡内气体多在18~24小时内被吸收，肺组织实变，体积缩小，胸廓塌陷。根据不张肺组织范围可将肺不张分为一侧性肺不张、肺叶不张、肺段不张和小叶不张。常见于炎症、肿瘤阻塞或胸腔积液压迫等。见图3-4。

（三）空洞、空腔

肺内病变组织发生坏死、液化，经引流支气管排出，则形成空洞。肺空洞表现为大小、形态不

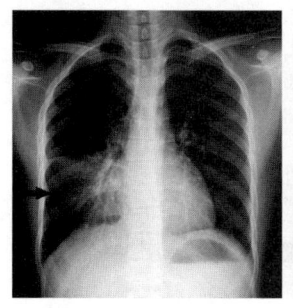 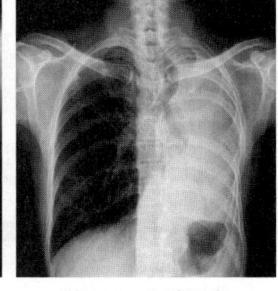

图3-3 右肺中叶实变　　图3-4 左肺不张

同,有完整洞壁的透明区。空洞分类:①虫蚀样空洞,表现为大片实变阴影内多发小透光区,形状不规则,呈虫蚀样,多见于干酪性肺炎。②薄壁空洞,厚度为2~3 mm,呈圆形、类圆形或不规则形状的环形高密度影,内、外壁光滑,多见于肺结核。③厚壁空洞,空洞壁厚度>3 mm,洞壁往往不规则,厚薄不均,可伴有液平面,见于肺脓肿、结核、肺癌。见图3-5。

空腔为肺内生理性腔隙的病理性扩大。肺大泡、肺囊肿和肺气囊等都属于空腔。形成原因不同,其壁结构不同,如支气管扩张的壁为支气管壁,先天性肺气囊壁为发育不良的支气管壁,肺大泡壁为肺泡壁。空腔类似薄壁空洞,但壁更薄,囊状支气管扩张并发感染时,可见液平面,周围有炎性病变。

(四)结节、肿块

当病灶以结节或肿块为基本病理形态表现时,其中直径≤3 cm者称为结节,>3 cm者称为肿块。病灶形态规则或不规则,密度均匀或不均匀,其内可见钙化、坏死等。单发者常见于肺癌、结核球及炎性假瘤等。多发者常见于肺转移瘤、坏死性肉芽肿、多发含液囊肿等。见图3-6。

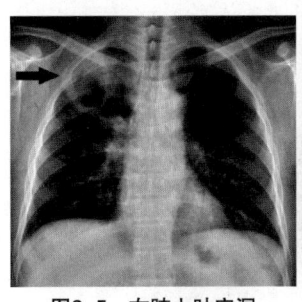 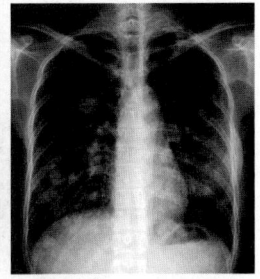

图3-5 右肺上叶空洞　　图3-6 双肺多发转移瘤

四、支气管病变

(一)异物

【诊断与读片要点】

1. 异物一般是经口、鼻误入声门,停留于气管、支气管内,引起不同程度的气道阻塞。

2. 气管或支气管异物是耳鼻喉科常见急诊之

一，常见于儿童。异物进入右侧支气管常见。

3. 临床表现与异物的性质、大小、阻塞部位、存留时间、有无感染等因素有关。常有刺激性咳嗽、胸痛、面色青紫、呼吸困难等。

4. 根据异物能否在X线片上显影，可将异物分为不透光性异物和透光性异物。不透光性异物可直接观察其形态、大小及所在位置；透光性异物诊断较困难，可见气道空气透亮影中断，往往需要通过阻塞性肺气肿、肺炎、肺不张等间接征象来诊断。

5. X线透视或在呼气相、吸气相后前位胸片上可见"纵隔摆动"。见图3-7。

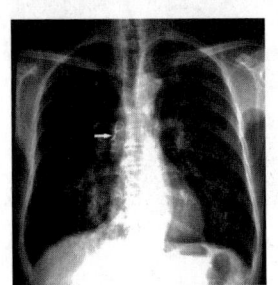

图3-7 右主支气管异物（假牙）

【鉴别诊断】

食道异物：食道异物有时需要与气管内不透光性异物鉴别。侧位胸片上，气管异物位于气道的透明阴影内,而食道异物偏后。

(二)支气管扩张

【诊断与读片要点】

1. 支气管扩张是指支气管的持久性、病理性扩张。由于支气管及其周围肺组织慢性化脓性炎症、纤维化,使支气管壁的肌纤维及弹性组织破坏,导致支气管变形及持久扩张。支气管扩张可分为柱状型、囊状型、静脉曲张型。

2. 主要症状是咳嗽、咯血和咳大量脓血痰。

3. 轻度的支气管扩张在X线片上可无异常发现,或表现为肺纹理增多、紊乱。

4. 较重的支气管扩张在X线片上可表现为多个薄壁的囊状、管状透亮影,合并感染时其内可见液-气平面,周围肺组织可见斑片状模糊影。见图3-8。

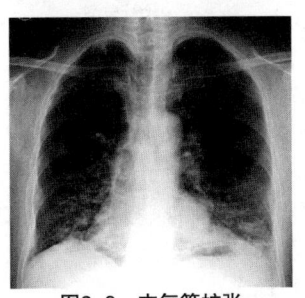

图3-8 支气管扩张

【鉴别诊断】

1. 先天性肺囊肿：壁薄，周围无炎性浸润，碘油造影剂不能进入囊腔中。

2. 肺大泡：壁薄，边缘清，可位于胸膜下、肺尖及肺底部。

五、肺部炎症

（一）支气管肺炎

【诊断与读片要点】

1. 又称小叶性肺炎，指细支气管、终末细支气管及其周围肺泡的炎症。常见的致病菌有葡萄球菌、肺炎双球菌、化脓性链球菌等。

2. 多见于婴幼儿、老年人及身体极度衰弱的人，临床表现为高热、咳嗽、呼吸困难等。

3. X线片上病变多位于两肺中、下肺野的内、中带，沿叶、段支气管分布。见图3-9。

轻者表现为肺纹理增多、增粗、模糊，累及周围肺泡时表现为沿肺纹理分布的斑片状高密度影，密度不均匀，边界不清。

严重者病变可融合成大片状，呈大叶或肺段实变，可见支气管气象。

【鉴别诊断】

1. 过敏性肺炎：病变多出现于上肺。多为实

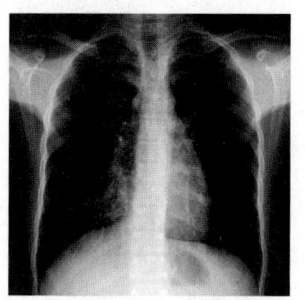

图3-9 右肺中叶支气管肺炎

质性浸润,很少出现间质性改变。病变变化快,常在数天内吸收。部分病灶呈游走性,部分可反复发生。嗜酸性粒细胞计数升高,血清冷凝集实验阳性。

2. 浸润性肺结核:病变多位于上肺,呈多形性表现,变化缓慢,局部胸膜可增厚。

(二)大叶性肺炎

【诊断与读片要点】

1. 大叶性肺炎指累及一个肺段以上肺组织的炎症。多由肺炎链球菌或肺炎双球菌引起,病理上表现为以肺泡内弥漫性纤维素渗出为主的急性炎症。

2. 好发于青壮年,冬春多见,临床表现以高热、恶寒、胸痛、咳嗽、咳铁锈色痰为主要症状。

3. X线表现可分为3期:充血期、实变期、消散期。见图3-10。

充血期为起病1~2天,表现为肺纹理增多,肺透光度减低,肺野散在斑片状密度增高影。

实变期为起病3~5天,表现为大片实变阴影,呈片状或三角形,密度多较均匀,边缘清楚或模糊。

消散期为发病后1周左右,病变密度逐渐减低,从病变的边缘开始,形成散在、大小不等和分布不规则的斑片状影,最后可完全吸收或残留少许纤维灶。

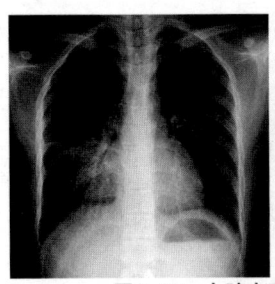 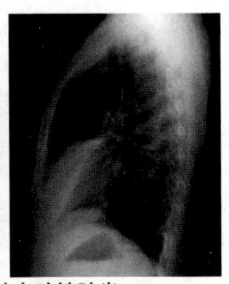

图3-10　右肺中叶大叶性肺炎

【鉴别诊断】

1. 干酪样肺炎:患者痰结核菌阳性,X线表现为实变区密度不均匀,可见蜂窝样空洞,病变肺野体积可缩小,余肺野见播散灶。

2. 肺不张:临床无急性感染症状,肺实变呈楔形、三角形，尖端指向肺门。不张肺密度均匀，邻近结构向患侧移位。

(三) 肺脓肿

【诊断与读片要点】

1. 肺脓肿是多种病原菌引起的肺实质化脓性感染，早期为化脓性炎症，继而坏死形成脓肿。根据感染途径可分为吸入性和血源性两种，根据起病缓急和迁延变化情况可分为急性和慢性两种。

2. 多急性起病，有寒战、高热等全身中毒症状，脓肿破溃与支气管相通后患者会咯吐大量脓臭痰。

3. 早期X线呈急性化脓性肺炎样变化，表现为肺内出现大片密度增高影，边缘模糊，密度欠均匀，中心密度较高。当坏死组织排出后，表现为病变中出现含液平面的空洞，空洞壁内缘可光滑或不规则，无壁结节。

4. 慢性肺脓肿X线表现为不规则厚壁空洞，可有液-气平面，周围见条索状及斑片状高密度影，病变常累及同侧胸膜引起胸膜增厚或胸腔积液。

5. 血源性肺脓肿X线表现为两肺多发、大小不等的类圆形或斑片状阴影，病变中心可有小空洞及液平面。见图3-11。

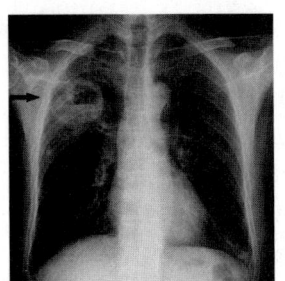

图3-11　右上肺野肺脓肿

【鉴别诊断】

1. 肺结核空洞：临床无明显急性炎症症状，好发于肺上叶尖后段及下叶背段，多数空洞壁较薄，内外缘较清晰，空洞内一般无液平面，空洞周围多有卫星灶。

2. 肺部癌性空洞合并感染：发生于老年患者，咳血为主要症状，空洞壁厚薄不均，内缘不光滑，有壁结节，外壁可见分叶、毛刺，合并感染时，空洞内可见液平面。

（四）血行播散型肺结核

【诊断与读片要点】

1. 血行播散型肺结核是结核杆菌一次或反复多次进入血液循环引起的肺部病变，以及相应的病理、生理学改变。

2. 根据进入血液循环的结核杆菌的数量、毒力,以及进入的次数、时间和机体的免疫状态,可将血行播散型肺结核分为急性、亚急性和慢性。

3. 急性血行播散型肺结核在X线片上表现为双肺弥漫分布的粟粒状阴影,粟粒大小1~3 mm,边缘清晰,典型征象为"三均匀",即分布均匀、密度均匀、大小均匀。

4. 亚急性、慢性血行播散型肺结核在X线片表现为双肺上、中野粟粒状分布的小结节影,粟粒大小不一、密度不等、分布不均。肺尖部及锁骨下病灶可为硬结,可钙化及纤维化,其余病灶呈增殖样或渗出改变。见图3-12。

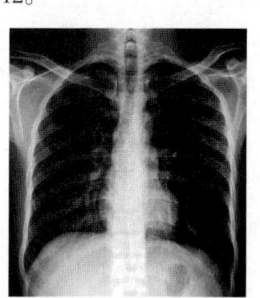

图3-12 血行播散型肺结核

【鉴别诊断】

1. 肺部血行转移癌:多发生于老年人,常位于中、下肺野，肺尖少见。表现为多发大小不等的结节，也可表现为弥漫性粟粒状结节。

2. 矽肺：有职业接触史。粟粒结节以中肺野最多，分布不均匀，常形成"上淡下浓"征象；大小较一致，多为2~3 mm，边界较清。两肺门增大，密度增高，结构不清，可伴有纤维化和肺气肿。

（五）继发性肺结核

【诊断与读片要点】

1. 结核杆菌初次感染后，体内潜伏病灶中的结核杆菌重新繁殖，或再次感染结核杆菌而引起的肺部结核改变称为继发性肺结核，常表现为渗出、增殖、变性、纤维化、钙化同时存在，包括浸润型肺结核、干酪性肺炎、结核球和慢性纤维空洞型肺结核。

2. 浸润型肺结核X线片上的表现多种多样，典型表现为位于上叶尖、后段和下叶背段的斑片渗出影。见图3-13。

3. 干酪性肺炎表现为一个肺段或肺叶大片状致密性实变，其内可见不规则虫蚀样空洞，边缘模糊。

4. 结核球表现为圆形、椭圆形，边缘清晰，轮廓光滑的结节状高密度影，大小多为2~3 cm，结节密度较高，其内可见斑点状、层状或环状钙化，病灶周围散在"卫星灶"。

5. 慢性纤维空洞型肺结核表现为空洞壁薄，壁内、外缘较光滑，病灶周围见纤维条索及"卫星灶"，邻近胸膜增厚。

6. 支气管播散：结核空洞干酪样物质经引流支气管排出，可引起同侧或对侧肺野的支气管播散，表现为沿支气管分布的斑片影或"树芽征"。

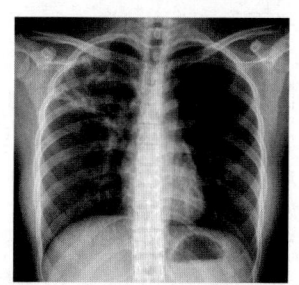

图3-13 右肺上叶浸润型肺结核

【鉴别诊断】

1. 肺癌癌性空洞：一般为厚壁空洞，洞壁厚薄不均匀，空洞内缘凹凸不平，可有结节影向腔内突出，空洞外缘有肺癌的特点，如分叶、毛刺等。

2. 肺脓肿空洞：一般壁较厚、均匀，空洞内缘毛糙不光整或光整，常有液平面，空洞外缘模糊。抗感染治疗短期可吸收缩小。

六、间质性病变

（一）尘肺
【诊断与读片要点】

1. 尘肺是指在职业活动中长期吸入粉尘，粉尘在肺内聚集停留而引起的以肺组织弥漫性纤维化为主的全身性疾病。

2. 主要病理改变为两肺弥漫性间质纤维化、尘肺结节、融合团块、胸膜病变等。

3. 尘肺按其吸入粉尘的种类不同，可分为无机尘肺和有机尘肺。尘肺大部分为无机尘肺。在我国，矽肺是最常见的尘肺类型。根据X线胸片表现可将尘肺分为3期。

4. Ⅰ期尘肺、Ⅱ期尘肺X线片上可见小阴影。小阴影是指肺野内直径≤10 mm的阴影，包括圆形小阴影、不规则小阴影。早期多分布于两肺中、下肺野，以右侧为甚。圆形小阴影表现为圆形、椭圆形、边缘整齐或不整齐的致密影，在矽肺中最常见。不规则小阴影表现为两肺中、下肺野网条状阴影中的致密影，是石棉肺的主要X线征象。

5. Ⅲ期尘肺X线片上可见密集小阴影或大阴影。大阴影是指肺野内直径＞10 mm的阴影，多为小阴影融合而成。大阴影可发生于肺野各区，以肺上叶尖后段、下叶背段及中叶外侧段、舌叶上段常见，不受叶间裂限制，长轴常同后肋垂直。表现为单发或多发的圆形、椭圆形致密影，周边有不同程度的肺气肿。大阴影中心可因感染、坏死、液化而形成空洞。

6. 胸膜病变表现为局限性或弥漫性胸膜增厚和胸腔积液，胸膜可钙化。见图3-14。

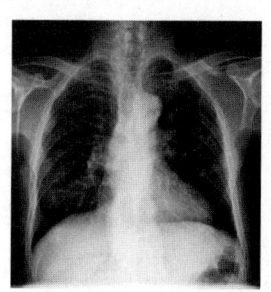

图3-14 尘肺

【鉴别诊断】

1. 亚急性血行播散型肺结核：表现为双肺上、中野粟粒状分布小结节影，粟粒大小不一、密度不等、分布不均，少见纤维化、钙化和胸膜增厚。

2. 肺癌：Ⅲ期矽肺表现为团块状阴影时，与肺癌表现相似。矽肺有粉尘接触史，病史长、发展慢，病灶常双侧对称分布，肺门、纵隔淋巴结钙化。

(二) 特发性肺间质纤维化

【诊断与读片要点】

1. 指原因不明的下呼吸道弥漫性炎症性病变。炎症侵犯肺泡壁和邻近的肺泡腔,造成肺泡间隔增厚和肺纤维化。

2. 发病年龄多为40~50岁,男性稍多于女性,进行性呼吸困难为本病特征。影像学检查是目前诊断本病的主要检查手段。

3. X线片上,特发性肺间质纤维化左右可对称或不对称,以两下肺明显。

早期表现为双下肺模糊磨玻璃密度增高影,提示肺泡炎性改变。随着病情发展,肺部可分别或同时表现为蜂窝状、囊状、网状影,以及胸膜下线影、小叶间隔增厚等。见图3-15。

4. 肺组织纤维化还可导致牵拉性支气管扩张、局限性肺气肿。

【鉴别诊断】

1. 肺类风湿性病:有渐进性坏死结节即肉芽肿,及胸腔积液表现,而特发性肺间质纤维化没有。两者晚期均可表现为广泛的肺间质纤维化,呈蜂窝状,鉴别困难。

2. 系统性红斑狼疮:其胸部表现以心肌炎所致

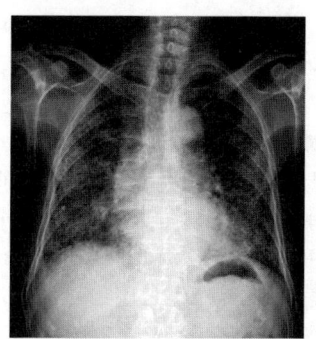

图3-15 特发性肺间质纤维化

的心脏增大、间质性肺炎、盘状肺不张和胸腔积液为特征。

3. 硬皮病:晚期可出现蜂窝肺,鉴别困难,需结合临床。

七、肺循环障碍

肺水肿

【诊断与读片要点】

1. 肺水肿是指由于组织液从肺毛细血管内外渗,积聚在肺泡、肺间质和细小支气管内,从而造成肺通气与换气功能严重障碍。见于引起肺静脉高压的任何情况,主要为左心衰竭。

2. 按病理可分为间质性肺水肿和肺泡性肺水

肿。临床上表现为极度的呼吸困难，端坐呼吸，发绀，大汗淋漓，阵发性咳嗽伴大量白色或粉红色泡沫痰。

3. 间质性肺水肿的X线表现为肺纹理增粗、模糊，肺门显示不清；肺水肿线主要为Kerley B线，出现于肋膈角区，垂直于胸膜面，表现为长2~3 cm、宽1~2 mm的线样高密度影；也可见Kerley A线和Kerley C线，Kerley A线表现为从肺野外围引向肺门，长5~6 cm，宽约1 mm的线状高密度影，Kerley C线表现为中、下肺野的网状阴影。见图3-16。

4. 肺泡性肺水肿表现为两肺广泛分布的斑片状或粟粒状阴影，可融合成大片，密度较低，边缘模糊。典型表现为两肺内中带呈对称分布的大片阴影，形成"蝶翼征"。见图3-17。

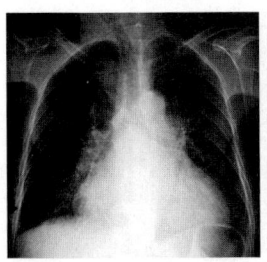 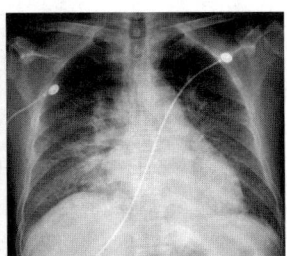

图3-16 间质性肺水肿（Kerley B线）　　**图3-17** 肺泡性肺水肿（蝶翼征）

5. 肺水肿患者几乎都有心血管的改变，表现为心脏增大，以左心增大明显，常合并双侧胸腔积液。

【鉴别诊断】

1. 肺间质病变：起病缓慢，多无心血管的改变，常伴纤维化及胸膜增厚。

2. 肺炎：临床有感染的症状，没有心力衰竭的症状，实验室检查白细胞增多，没有间质水肿的改变，动态观察没有肺水肿变化快。

八、肺部肿瘤

（一）肺错构瘤

【诊断与读片要点】

1. 肺错构瘤是正常肺组织因胚胎发育异常，导致不正常组合所构成的瘤样畸形，是肺内最常见的良性肿瘤。

2. 约90%发生于外围肺组织，形成肺内孤立性结节或肿块；大多数肿瘤直径<4 cm，偶尔可见病灶大至10 cm以上。

3. X线片上多为规则的圆形或卵圆形肿块，边缘光滑，可有轻度分叶，约1/3病灶有钙化或骨化，典型钙化表现为爆米花状。少数肿瘤中心可见脂肪引起的密度减低区。见图3-18。

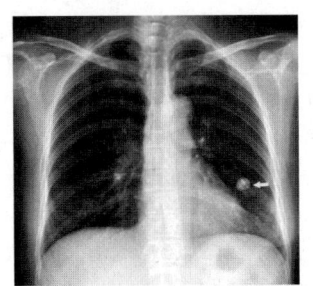

图3-18　左下肺错构瘤

【鉴别诊断】

1. 肺硬化性血管瘤：又称为肺腺瘤、假乳头型及硬化性血管瘤型肺炎性假瘤，为肺内良性肿瘤，与肺错构瘤鉴别困难，主要鉴别点为瘤体内钙化特征和脂肪含量。

2. 结核球：结核球呈环形钙化，可见中心坏死，周围可见卫星病灶。

（二）中央型肺癌

【诊断与读片要点】

1. 指发生于主支气管及肺叶、肺段支气管的肺癌，多为鳞癌，也可为未分化癌，腺癌少见。

2. 临床表现为咳嗽、血痰、胸痛等症状。

3. X线片上，早期肺癌可无异常发现，也可因支气管阻塞引起远侧肺部条状、小斑片状阻塞性肺炎和肺不张。

4. 进展期肺癌表现为肺门区肿块和支气管狭窄、梗阻，肿块呈球形、椭圆形或不规则形，边缘较清，支气管狭窄、梗阻表现为阻塞性肺气肿、阻塞性肺炎、阻塞性肺不张。见图3-19。

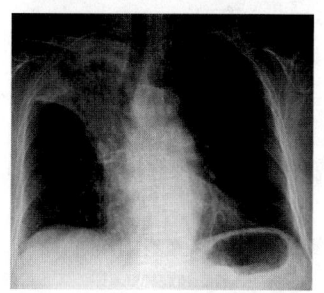

图3-19 右肺中央型肺癌（横S征）

【鉴别诊断】

1. 炎性支气管狭窄和阻塞：狭窄范围较长，阻塞段支气管不规则狭窄，可有狭窄和扩张混杂存在，但很少见截断，无腔外肿块。

2. 右肺上叶毁损：一般为陈旧性肺结核所致，局部肺叶实变不张，可牵拉造成支气管扩张，周围肺野见卫星灶，右肺门牵拉上提，无软组织肿块形成。

（三）周围型肺癌

【诊断与读片要点】

1. 为起自三级支气管以下、呼吸性细支气管以上的肺癌，以腺癌多见。

2. 早期症状不明显，胸痛为本病主要症状，常是累及胸膜的一个表现。

3. 早期病灶较小时可表现为肺炎样小片状高密度影，密度不均匀；肿瘤进展则表现为结节或肿块。

肿块形态规则或不规则，可见分叶或切迹，肿块边缘不光整，常见细、短毛刺。肿块密度均匀或不均匀，偶可出现细小钙化；中心坏死后，可出现厚壁、偏心性空洞，内壁不光整。

肿块的肺门侧局部凹入，为出入肿块的血管区；肿块远端可引起小支气管阻塞，表现为边缘模糊；邻近胸膜改变，表现为"胸膜凹陷征"、不规则增厚等。见图3-20。

【鉴别诊断】

1. 结核球：结核球多位于上叶尖后段及下叶背段，多无分叶、毛刺，可有不规则钙化，周围卫星灶为其主要鉴别点。

2. 肺良性肿瘤：边界清楚，轮廓光滑，无毛刺及空洞，可有斑片状钙化，密度常较均匀，不伴有

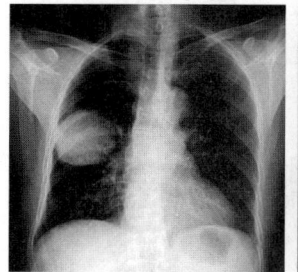 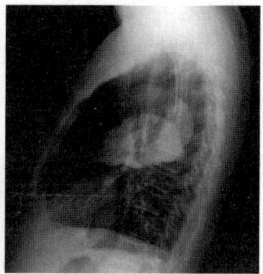

图3-20 右上肺周围型肺癌

"胸膜凹陷征"等。

(四)肺转移瘤

【诊断与读片要点】

1. 肺转移瘤是肺部最常见的恶性肿瘤,全身各部位的肿瘤均可转移至肺,根据转移途径分为血行转移、淋巴转移、种植性转移,以血行转移最为常见。

2. 临床表现可有咳嗽、胸痛、咯血和呼吸困难等;绒毛膜癌转移到肺最易引起咯血,淋巴转移常有明显呼吸困难,骨肉瘤转移到肺可引起自发性气胸。

3. 血行转移表现为肺内多发结节,以双侧中下肺野、中外带分布为主,结节大小不一,轮廓清楚,边缘光滑,密度均匀。

4. 淋巴转移主要表现为肺门及纵隔淋巴结肿大引起的肺门增大或纵隔增宽,有癌性淋巴管炎时表现为肺纹理增多、增粗,并见沿肺纹理分布有串珠状小结节影。见图3-21。

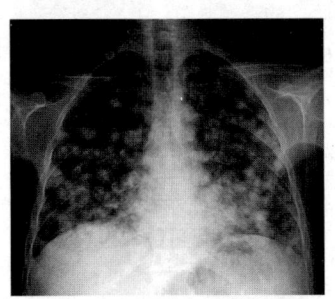

图3-21 双肺多发转移瘤

【鉴别诊断】

1. 肺结核:单发肺转移瘤须与结核球相鉴别,结核球常单发,可见局限弧形、环形或弥漫性斑点状钙化,与肺门间常有索条状阴影相连,周围有卫星灶;肺转移瘤多发者须与急性、亚急性血行播散型肺结核相鉴别。

2. 淋巴转移造成的肺纹理增粗,须与间质性肺水肿的肺纹理增粗相鉴别,前者肺纹理均匀增粗,分布有串珠样小结节影,后者一般无结节。

九、纵隔病变

(一)纵隔的分区及解剖

见图3-22。

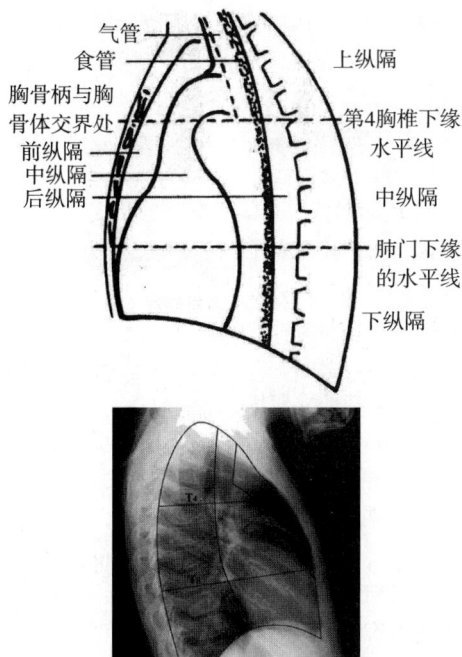

图3-22 纵隔的分区及解剖

纵隔是左右纵隔胸膜及其间所包含的器官和组织的总称,包括心脏及出入心脏的大血管、食管、气管、胸腺、神经及纵隔淋巴组织等。

纵隔九分区法:胸骨柄与胸骨体交界处至第四胸椎下缘连线是上纵隔与中纵隔的分界线;肺门下缘(或第八胸椎下缘)水平线是中纵隔与下纵隔的分界线;气管、升主动脉及心脏前缘连线为前纵隔与中纵隔的分界线;食管前壁与心脏后缘连线为中纵隔与后纵隔的分界线。

(二)胸腺瘤

【诊断与读片要点】

1. 为前纵隔最常见原发肿瘤,40岁以上成人多见,分侵袭性和非侵袭性两种。

2. 临床可无症状,主要症状为胸闷、胸痛,重症肌无力为其特征性症状。

3. X线表现为前纵隔类圆形密度增高影,边界清楚,边缘光滑或呈分叶状。见图3-23。

侵袭性胸腺瘤表现为边缘不规则,可伴有膈肌升高(膈麻痹)、胸膜多发结节(胸膜转移)、胸腔积液,双侧上纵隔影明显增宽。

【鉴别诊断】

1. 胸内甲状腺:中年女性多见,查体颈部可扪及肿大甲状腺,随吞咽活动。X线表现为卵圆形或

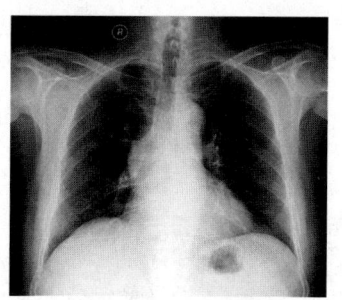

图3-23 胸腺瘤

梭形影,偶见钙化,常位于前上纵隔,较胸腺瘤位置略高。核素^{131}I可鉴别之。

2. 畸胎瘤:多数位于前下纵隔,表现为胸骨后单发块影,青壮年常见。X线下块影密度不均,含脂肪成分则密度明显减低,囊壁可见钙化或牙齿等骨性密度。

3. 升主动脉瘤:听诊可闻及杂音,侧位X线片示梭形或圆形阴影,胸部透视呈膨胀性搏动,超声或CT可显示主动脉扩张。

(三)淋巴瘤

【诊断与读片要点】

1. 为原发于淋巴结或淋巴组织的恶性肿瘤。

2. 临床典型症状为无痛、进行性淋巴结肿大,可伴发热、肝脾肿大,特异表现为皮肤瘙痒。

3. 多位于中纵隔中上部,即气管、肺门区,上纵隔影向两侧增宽,呈双弧状。肿块边界不清,密度均匀,轮廓可呈波浪状,可伴有胸腔积液。见图3-24。

4. 对放疗敏感。

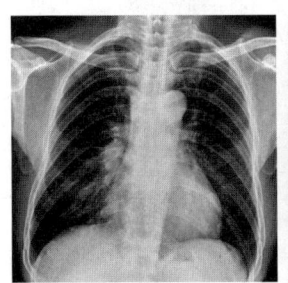
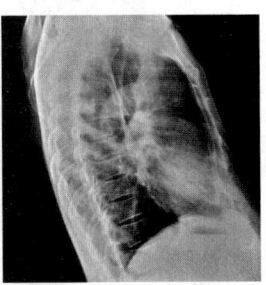

图3-24 淋巴瘤

【鉴别诊断】

1. 淋巴结结核:儿童好发,主要表现为一侧纵隔旁圆形阴影,呈串珠状排列,以气管旁、肺门淋巴结常见,单侧多见,且右侧多于左侧;胸片鉴别困难。

2. 淋巴结转移瘤:胸片鉴别不易,表现为纵隔影增宽,密度增高,边缘不光滑,双侧肺门影大,可见密度增高块影,一般有原发肿瘤病史。

十、胸膜（腔）病变

（一）气胸

【诊断与读片要点】

1. 气体进入胸膜腔，造成积气状态，称为气胸。多因肺部疾病或外力影响使肺组织和脏层胸膜破裂，或靠近肺表面的细微气肿泡破裂，肺和支气管内空气逸入胸膜腔所致，属肺科急症之一。

2. 大多有明确的气胸线，为萎缩肺组织与胸膜腔内气体交界线，呈外凸线条影，气胸线外为无肺纹理的透光区，线内为压缩的肺组织。

3. 大量气胸时可见纵隔、心脏向健侧移位。合并胸腔积液时可见气液面。

4. 局限性气胸在后前位X线检查时易漏诊，侧位胸片可协助诊断，X线透视下转动体位也可发现。见图3-25。

【鉴别诊断】

肺大泡：肺周边部位肺大泡易误诊为气胸，肺大泡X线表现为圆形或椭圆形透光区，其内有细小条状纹理，无线状气胸线。胸片上气胸线凸面常朝向侧胸壁，而肺大泡线是凹面朝向侧胸壁。

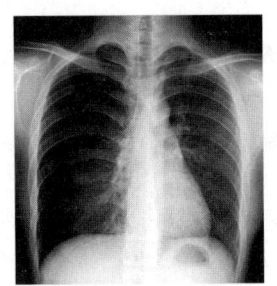

图3-25 右侧气胸

(二)胸腔游离积液

【诊断与读片要点】

1. 正常生理情况下,胸膜腔内有少量液体,在呼吸运动时起润滑作用;任何因素使胸膜腔内液体形成过快或吸收过缓时,即产生胸腔积液。积液量多时,可出现心悸及呼吸困难。

2. X线片上积液表现为片状高密度影,同侧肋膈角消失,膈肌及心缘显示不清。积液按量的多少可分为少量积液、中量积液和大量积液。

3. 少量积液:液体上缘在第四肋前端以下,正位胸片上表现多不明显或仅表现为肋膈角变钝。

4. 中量积液:液体上缘在第四肋前端以上、第二肋前端以下,正位胸片上表现为胸腔内呈外高内低的弧形高密度影,边界清晰。

5. 大量积液：液体上缘达第二肋前端以上，患侧肺野呈均匀致密影，纵隔和气管被推压向健侧，肋间隙增宽，膈下降。见图3-26。

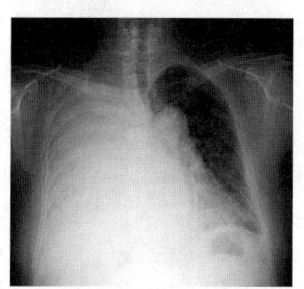

图3-26 右侧胸腔大量积液

【鉴别诊断】

1. 胸膜增厚：少量积液立位胸片表现为肋膈角变钝时，易与胸膜增厚混淆，可改变体位摄片，胸腔积液可随人体位置变化而改变，而胸膜增厚不会随人体位置而变化。

2. 一侧肺不张：X线表现为患侧肺野均匀致密影，纵隔向患侧移位，肋间隙变窄，膈升高。

（三）胸腔包裹积液

【诊断与读片要点】

1. 指发生在胸膜粘连基础上的局限性胸腔积液，可以是在胸腔积液产生后形成，也可以是在局部胸膜粘连时渗液形成。包括胸壁包裹积液及叶间胸膜包裹积液。

2. 胸壁包裹积液：胸膜炎时，脏胸膜、壁胸膜发生粘连，使积液局限于胸膜腔某一部位，形成胸壁包裹积液。积液多位于腋缘或靠侧后胸壁，切线位片表现为自胸壁向肺野突出的半圆形或扁丘状阴影，其上下缘与胸壁夹角呈钝角，密度均匀，边缘清楚；液体量多时，可呈球形。见图3-27。

3. 叶间胸膜包裹积液：指积液局限于水平裂或斜裂内。典型胸片表现为叶间裂部位的梭形或长圆形阴影，密度均匀，边缘清楚，其长轴沿叶间延伸。

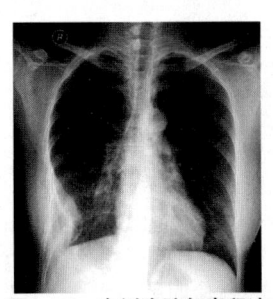

图3-27 右侧胸腔包裹积液

【鉴别诊断】

肺内肿块：肺内肿块病灶中心位于肺内，往往边缘模糊，上下缘与胸膜夹角多为锐角，鉴别困难时可行CT检查。

（四）胸膜增厚、粘连、钙化

【诊断与读片要点】

1. 外伤、感染、尘肺及结缔组织病等均可引起胸膜增厚、粘连及钙化。胸膜增厚、粘连是由于两层脏胸膜或脏胸膜、壁胸膜之间纤维素沉积及肉芽组织增生、黏合形成，在此基础之上钙盐沉积则形成胸膜钙化。

2. X线片上轻度局限性胸膜增厚、粘连，常见于肋膈角处，表现为肋膈角变浅、变平，膈运动轻度受限。

3. 广泛胸膜增厚、粘连时，可见患侧胸廓塌陷，肋膈角变钝，肺野密度增高，沿肺野外侧及后缘可见带状密度增高影，纵隔可向患侧移位。

4. 胸膜钙化可呈不规则点状、条状或片状高密度影。见图3-28。

【鉴别诊断】

1. 胸腔积液：有时胸膜增厚与少量胸腔积液难以区别，改变体位时胸腔积液位置可变，胸膜增厚位置不变。

2. 胸膜肿瘤：胸膜肿瘤多呈结节状胸膜增厚，形态不规则，有融合倾向，常合并胸腔积液。

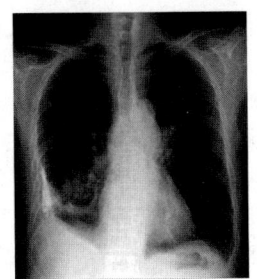

图3-28 右侧胸膜增厚、粘连、钙化

十一、乳腺

(一)乳腺X线检查方法及正常X线表现

钼靶摄片为乳腺的首选检查方法,尤其对病变钙化显示最佳。乳腺钼靶摄片包括内外侧斜位(MLO)摄片、头尾位(CC)摄片,辅以侧位、外内侧斜位、局部点压摄片等。当触及肿物但钼靶显示局部致密影,怀疑细小钙化灶时应做全乳或局部放大点压摄片,使可触及的病变尽可能完全包括在胶片内。摆位时对乳房适当施压,加压乳腺厚度以5 cm左右为宜,使乳腺距增感屏-胶片更近,以降低图像几何模糊度。

皮肤及皮下脂肪:皮肤呈线状影,厚度均一,皮下脂肪介于皮肤与浅筋膜浅层间,为低密度透光区。悬韧带:为狭长的三角形影,基底位于浅筋膜浅层，尖段指向乳头。浅筋膜浅层：乳腺组织包裹在浅筋膜浅层和深层之间。浅层为皮下脂肪与腺体组织间一连续而纤细的线样影，有时呈锯齿状。腺体组织：呈片状致密影，边缘模糊。乳腺后脂肪：位于浅筋膜深层与胸大肌筋膜间，表现为线样透亮影。见图3-29。

根据X线表现，可将正常乳腺分为致密型乳腺、脂肪型乳腺和中间混合型乳腺3型。

致密型乳腺：年轻女性、中年未育者腺体及结缔组织丰富，乳腺呈致密影。中间混合型乳腺：中年女性腺体组织萎缩，脂肪组织增加，X线表现为散在片状致密影，其间可见脂肪透亮区。脂肪型乳腺：老年女性乳腺大部分或几乎全部由脂肪组织、导管、血管及结缔组织构成，X线表现为散在透亮区。

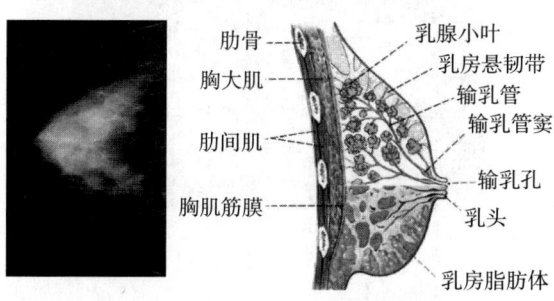

图3-29 乳腺的解剖

(二)乳腺增生

【诊断与读片要点】

1. 为女性乳腺最常见病,好发高峰在30~40岁。

2. 临床症状为乳腺胀痛、乳腺多发肿块,与月经周期有关。

3. 增生的腺体组织表现为弥漫片状、结节状致密影,以乳腺中央区及外上象限最常见。见图3-30。

4. 可合并乳腺囊肿,表现为双侧或单侧乳腺单发或多发囊性肿块,圆形或卵圆形,边缘光滑锐利。

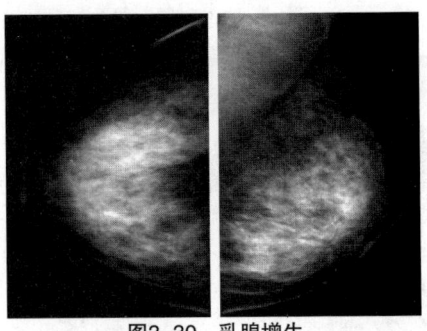

图3-30 乳腺增生

【鉴别诊断】

乳腺癌:为局限性肿块,形态不规则、边界

不清,呈蟹足样改变,病变内可见密集、砂粒样钙化,查体可见皮肤增厚,乳头凹陷。

(三)乳腺纤维腺瘤

【诊断与读片要点】

1. 乳腺纤维腺瘤为乳腺最常见的良性肿瘤。好发年龄为15~39岁,与性激素有密切关系。

2. 触诊可及圆形、光滑、活动性肿块。

3. X线表现为圆形、类圆形致密肿块,或浅分叶,边缘光滑整齐,周围见薄层晕环。

4. 可合并钙化灶,呈蛋壳样、粗颗粒状、树枝状,可融合成大片状。

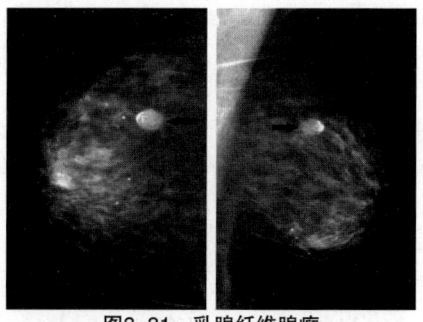

图3-31 乳腺纤维腺瘤

【鉴别诊断】

1. 乳腺癌:发病年龄多在35岁以上。病变边缘不光滑，有毛刺，内见砂粒样钙化；邻近皮肤增厚，乳头凹陷。

2. 乳腺错构瘤：主要由脂肪组织构成，混杂不同比例的腺体及纤维组织，表现为混杂密度，包括低密度脂肪组织及较高密度纤维腺样组织。

（四）乳腺癌

【诊断与读片要点】

1. 为女性最常见恶性肿瘤。好发于绝经期前后的40~60岁妇女，症状为乳房无痛性肿块、质硬，可有疼痛、乳头回缩，皮肤出现"酒窝征"。

2. 病变多位于乳腺外上象限。

3. 病变呈不规则形高密度影，边缘毛糙，边界不清，可见毛刺、分叶，呈放射状、星芒状及蟹足样改变。

4. 典型病例内见散在砂粒样钙化；悬韧带增厚，邻近皮肤增厚，乳头凹陷、回缩；周围结构扭曲，血管增粗；腋窝可见淋巴结肿大。见图3-32。

【鉴别诊断】

1. 乳腺纤维腺瘤：多发生于40岁以下，无明显症状，可见圆形肿块，边缘光滑、锐利，密度较均匀，钙化呈粗颗粒状或大片状。

2. 乳腺增生：局部乳腺增生呈局限性片状、结节状致密影，无毛刺及蟹足样改变，无砂粒样钙化,皮肤无增厚。

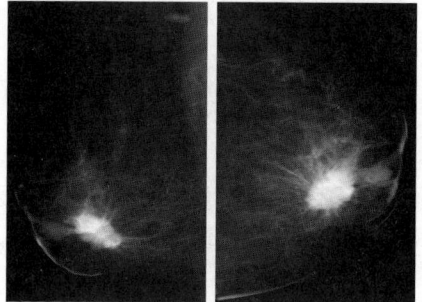

图3-32 乳腺癌

第四章 循环系统

一、循环系统的X线检查方法

透视:可初步了解心脏大小,观察心血管搏动,通过转动体位及食管吞钡了解周围组织器官与心血管的关系。缺点是不能保留图像。

摄片:快捷、简便,是最基本的影像学检查手段。循环系统由于心影和两肺有良好的自然对比,因此非常适合X线平片检查,可观察心脏形态,了解各房室大小,能永久保留图像,便于讨论和对比。缺点是不能了解心内及动态情况。常规拍摄体位包括后前位、侧位、左前斜位、右前斜位。

心血管造影:指通过插管到所要检查的部位,注入对比剂后进行检查的方法。数字减影血管造影(DSA)可将受检部位注入对比前和注入对比剂后的两幅图像的数字信息相减,从而去除骨骼、肌肉和其他软组织,只留下单纯血管影像的减影图像,使血管显示更为清晰。同时可进行相关治疗,如血管成形术、支架植入术、溶栓术等。

二、循环系统正常X线解剖

(一)胸部后前位片

胸部后前位片所见:右心缘分为上、下两段,两者之间有浅的切迹。下段由右心房构成,上段为上腔静脉及升主动脉的复合投影,在儿童及青年主要为上腔静脉影,而在老年人,则主要为升主动脉影。右心缘与横膈的交角为心膈角,有时此处可见略向右倾斜的三角形下腔静脉影。

左心缘由3段组成。上段呈球形突出的为主动脉结;中段由主肺动脉干外缘构成,称肺动脉段,可呈平直线或略有凹凸;下段最长,由左心室构成,有时左心房耳部可在其上端投影,与左心室段不易分开。左心室的左下端为心尖部,中年以上者在心尖外侧常可见三角形、密度较低的软组织影像,称心包脂肪垫。见图4-1。

(二)胸部右前斜位片

胸部右前斜位片所见:心后缘上段为升主动脉后缘、主动脉弓部、气管及上腔静脉重叠影;下段由心房构成,上部较长段为左心房,略呈弧形,下部较短为右心房,有时于心膈角处可见向下后斜行的下腔静脉影。降主动脉和食管位于心后缘与脊柱间的心后间隙,食管与左心房后缘相邻。

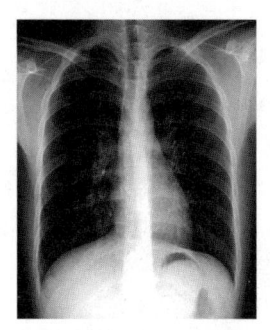

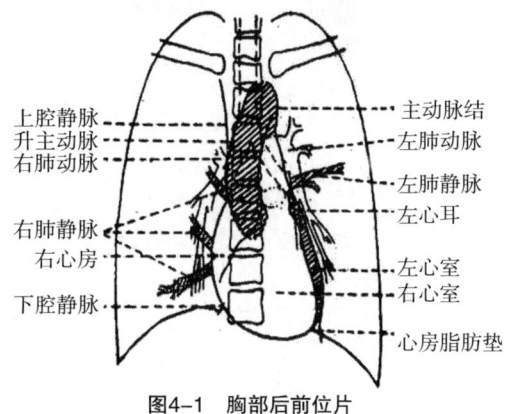

图4-1 胸部后前位片

心前缘自上而下为升主动脉、主肺动脉干和右心室漏斗部（或称动脉圆锥部），下段大部为右心室段，仅膈上的一小部分为左心室心尖部。两室构成心前缘的比例因旋转角度而异。心前缘与胸壁之间为心前间隙。见图4-2。

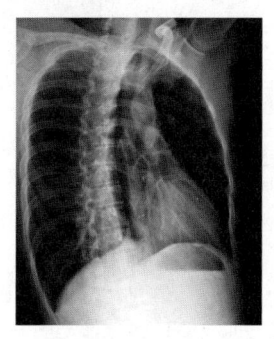

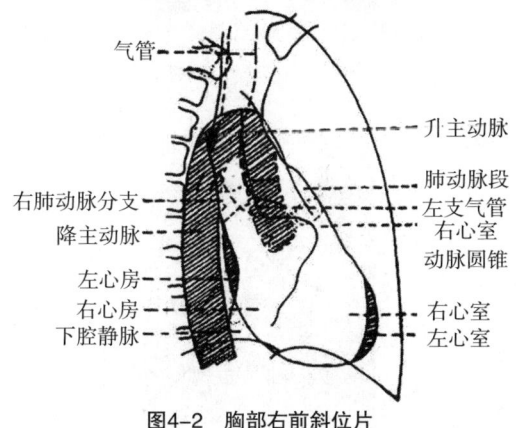

图4-2 胸部右前斜位片

(三)胸部左前斜位片

胸部左前斜位片所见:心前缘上段主要由升主动脉构成并略向前凸隆,下段为右心室,几乎垂直或向前膨隆。右心房耳部位于两者之间,呈一斜行弧影。心后缘与脊柱分开,分为上、下两段。下段为房室阴影,其上部一小部分为左心房,其下部大部分为向后膨凸的左心室。左心室段的下端深吸气时可见一切迹即室间沟,为左、右心室分界的重要标志,悬垂型心脏更容易见到。

心膈面后缘常可见一斜行带状阴影,为下腔静脉。上段主要为血管结构,上部是展开的主动脉弓,弓下的透明区称主动脉窗,其中有气管分叉、左主支气管及伴行的左肺动脉。心前缘与胸壁之间有一自上而下的斜行长方形间隙,称心前间隙。降主动脉自弓部向下垂行于心后间隙内或与脊柱重合。见图4-3。

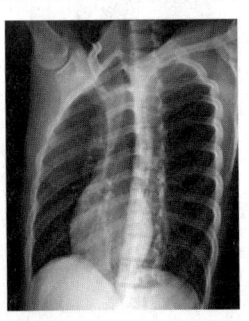

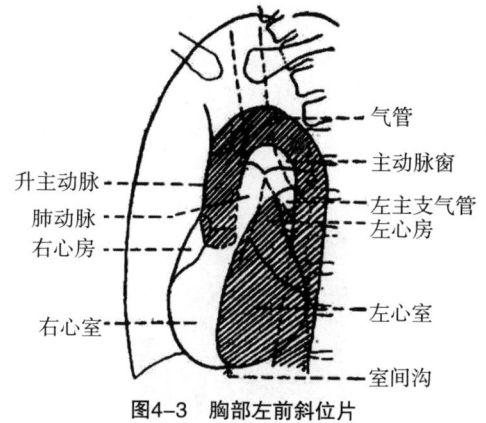

图4-3 胸部左前斜位片

(四) 胸部侧位片

胸部侧位片所见：心前缘与胸骨间的倒三角形的透明区为心前间隙或称胸骨后间隙。心前缘下段为右心室，其上部的漏斗部与向后并略向上延伸的主肺动脉干相连。升主动脉在主肺动脉上方，几乎垂直走行或略向前膨隆。上腔静脉、头臂血管和气管位于主动脉升降部之间，且部分与升主动脉阴影重叠。右心室下段仅小部分与前胸壁相贴，但正常变异范围较大。心后缘上段一小部分为左心房，大部分为轻度后凸的左心室，两者无明确的分界。

后心膈角的三角形阴影为下腔静脉。心影主动脉弓及其下方的主动脉窗都比左前斜位片为小。窗内于气管分叉前缘可见圆形影，为右肺动脉的横断面，其下方为右肺动脉，左肺动脉在左主支气管上缘后下行并分支。降主动脉走行在心后间隙内。见图4-4。

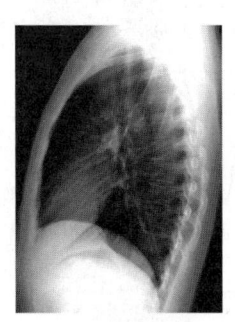

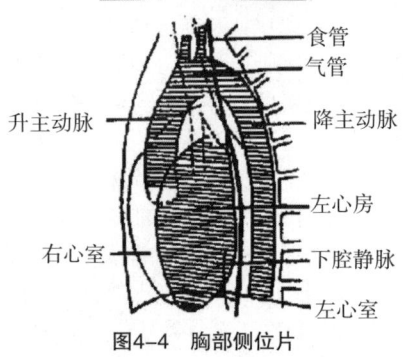

图4-4　胸部侧位片

（五）冠状动脉解剖及冠状动脉造影

冠状动脉是供给心脏血液的动脉，起源于主动脉根部，分左右两支，行于心脏表面。左冠状动脉为一短干，分为前降支和旋支。前降支沿前室间沟下行，分出动脉圆锥支、对角支、室间隔支、后降支等；旋支沿冠状沟左行，分出钝缘支、左室后支等。右冠状动脉起自右主动脉窦，沿右冠状沟走行，分出动脉圆锥支、锐缘支、窦房结支、房室结支和后室间支等。见图4-5。

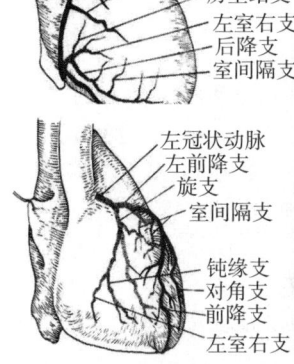
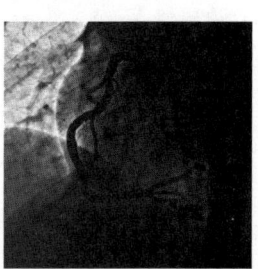
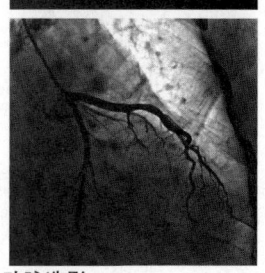

图4-5 冠状动脉造影

三、循环系统基本病变的X线表现

（一）心脏增大

心脏增大指在拍摄胸部正位X线片时，焦片距为1.8~2.0 m，球管对准第六胸椎平面，心脏显示范围大于正常范围，心脏增大的原因包括心肌肥厚与心腔扩大。心脏增大常用心胸比例来测量：自左、右心缘至体中线的最大距离分别为T1和T2，T1+T2=心脏横径，心脏横径与胸廓横径（通过右膈顶水平胸廓的内径Th）之比即为心胸比例（图4-6）。0.50为成人心胸比例的正常上限，0.51~0.55、0.56~0.60及0.60以上分别为轻、中及高度心脏增大。各种心血管疾病都会引起不同程度的心脏增大。

（二）二尖瓣型心脏

在正位X线片上表现为肺动脉段凸出及心尖上翘，主动脉结缩小或正常，状如梨形。通常反映右心负荷或以其为主的心腔变化，常见于二尖瓣疾患、房间隔缺损、肺动脉瓣狭窄、肺动脉高压和肺心病等。见图4-7。

（三）主动脉型心脏

在正位X线片上表现为肺动脉段凹陷及心尖下移，主动脉结多增宽，状如横卵。通常反映左心负

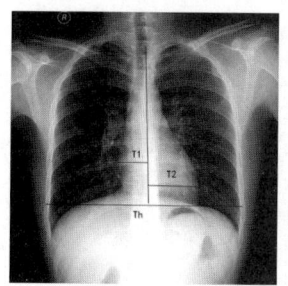
图4-6 心胸比测量

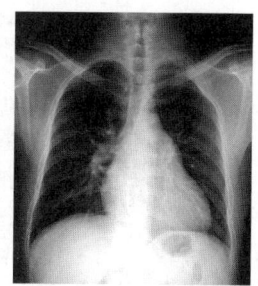
图4-7 二尖瓣型心脏

荷或以其为主的心腔变化,常见于主动脉瓣疾患、高血压、冠心病或心肌病等。见图4-8。

(四)普大型心脏

在正位X线片上表现为心脏比较均匀地向两侧增大,肺动脉段平直,主动脉结多属正常。反映心脏左右双侧负荷增加的心腔变化,或为心包病变等心外因素所致。常见于心包、心肌损害或以右心房增大较著的疾患。见图4-9。

(五)肺充血

肺充血也称为肺动脉充血,指肺动脉血流量增多。X线表现为肺血管纹理增粗、增多,两肺门动脉扩张(右下肺动脉干成人横径>1.5 cm,幼儿横径>胸锁关节水平气管的横径),扩张的血管边缘清楚;肺动脉段凸出,搏动增强。见图4-10。主要

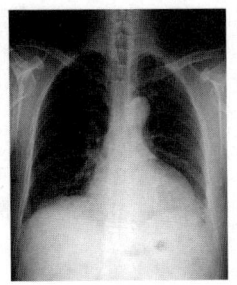 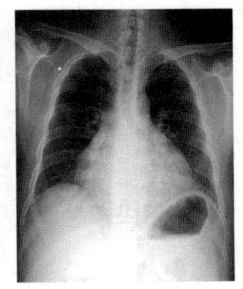

图4-8 主动脉型心脏　　图4-9 普大型心脏

见于左向右分流的畸形,如房间隔缺损、室间隔缺损、动脉导管未闭等,以及心排血量增加,如体循环的动静脉瘘、甲状腺功能亢进、贫血等。

(六)肺瘀血

肺瘀血是指肺部局部血管出现血液瘀积。X线表现为肺血管纹理增多、增粗,边缘模糊,以中上肺野为主;肺门影增大,边缘模糊;肺野透明度降低。见图4-11。肺瘀血进一步加重则会出现肺水肿。通常由左心衰竭引起。

(七)肺血减少

肺血减少亦称肺(动脉)缺血,指肺动脉血流量减少。X线表现为肺(动脉)血管纹理变细、稀疏;肺门正常或缩小;肺野透光度增加;肺动脉段可平直、凹陷或凸出。见图4-12。

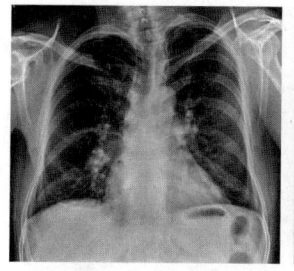
图4-10 肺充血

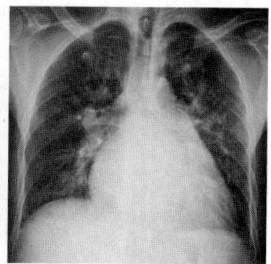
图4-11 肺瘀血

引起肺血减少的主要原因：①右心排血受阻或兼有右向左分流畸形，如肺动脉瓣狭窄、法洛三联症、法洛四联症、三尖瓣闭锁、肺动脉闭锁等；②肺动脉阻力/压力升高，如原发性和各种病因引起的继发性重度肺动脉高压及肺心病等；③肺动脉分支本身的重度狭窄、阻塞性病变，如肺动脉血栓栓塞和大动脉炎累及肺动脉等。

（八）肺动脉高压

指肺动脉收缩压>30 mmHg，平均压>20 mmHg。按平均压高低可将肺动脉高压分为轻度（21~30 mmHg）、中度（31~50 mmHg）和重度（>50 mmHg）。X线表现为肺动脉段凸出，肺门动脉扩张、搏动增强，右心室增大。见图4-13。

引起肺动脉高压的主要原因：①左向右分流畸

形，致使肺动脉血流量增加；②心排血量增加的疾患；③肺小动脉阻力增加，多为肺血管分支本身的疾患；④肺胸疾患，如肺气肿或/和慢性支气管炎、肺纤维化等。

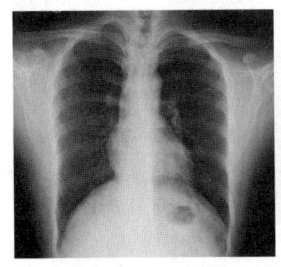
图4-12 肺血减少

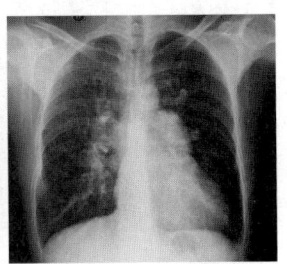
图4-13 肺动脉高压

四、循环系统常见疾病的X线诊断

（一）风湿性心脏病（二尖瓣狭窄）

【诊断与读片要点】

1. 风湿性心脏病简称风心病，是指由于风湿热活动，累及心脏瓣膜而造成的心脏瓣膜病变，表现为二尖瓣、三尖瓣、主动脉瓣中一个或几个瓣膜狭窄和/或关闭不全。临床上狭窄和关闭不全常同时存在，但以一种为主。

2. 二尖瓣狭窄最常见，二尖瓣狭窄可造成左心房压力增高，导致肺静脉和肺毛细血管压力增高，形成肺瘀血，肺瘀血后容易引起以下症状：呼吸困难、咳嗽、咳血，有的还会出现声音沙哑和吞咽困难。

3. 单纯典型二尖瓣狭窄的X线表现为肺瘀血，严重者可出现间质性肺水肿或肺动静脉高压，心脏呈二尖瓣型，左心房及右心室增大，左心房耳部凸出。部分病例可见二尖瓣区钙化。见图4-14。

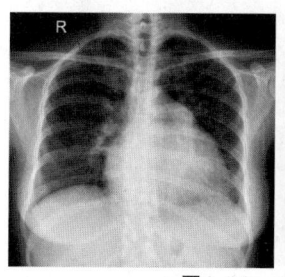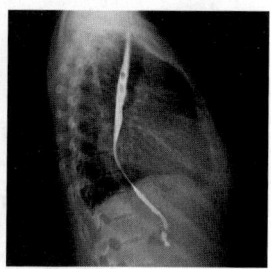

图4-14 二尖瓣狭窄

【鉴别诊断】

1. 二尖瓣关闭不全：左心房或左心室有不同程度的增大，多伴有肺动静脉高压。

2. 主动脉瓣狭窄：肺动脉段凹陷及心尖下移，主动脉结多增宽，状如横卵。

（二）慢性肺源性心脏病

【诊断与读片要点】

1. 肺源性心脏病（PHD）简称肺心病。慢性肺心病是由于肺部长期慢性病变引起广泛纤维化及肺气肿，肺血管床逐渐闭塞，使肺血管阻力增加，肺动脉压升高，久之引起右心室肥厚、扩张及右心功能不全。

2. 患者常有咳嗽、咳痰、心悸等症状，部分病例可有咯血。

3. X线表现：①肺部慢性疾病表现，如慢性支气管炎、广泛肺组织纤维化、肺气肿、胸膜肥厚及胸廓畸形等表现；②肺动脉高压表现，如右下肺动脉扩张（直径>15 mm），或残根样改变，外围肺血管纤细，心脏呈二尖瓣型，肺动脉段凸出，右心房、右心室不同程度增大。见图4-15。

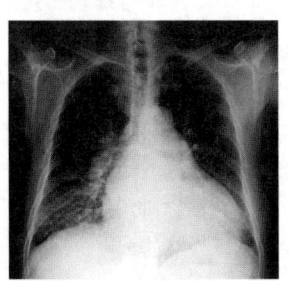

图4-15 肺心病

【鉴别诊断】

风湿性心脏病（二尖瓣狭窄）：与肺心病均表现为二尖瓣型心脏，心影增大无特征性，但肺源性心脏病由于属于长期肺部慢性疾病，因此肺部疾患表现更明显。

（三）高血压性心脏病

【诊断与读片要点】

1. 指继发于长期高血压引起的心脏改变。发病基础是动脉血压升高，左心负荷过重，使心肌肥厚，长期发展会导致左心衰竭。临床表现为呼吸困难、端坐呼吸、咯血、心绞痛等。

2. X线表现除主动脉扩张外，还可见主动脉延伸迂曲，主动脉弓上缘可达到或超过胸锁关节水平，主动脉结明显向左凸出，心腰显示凹陷，成为典型的主动脉型心脏。见图4-16。

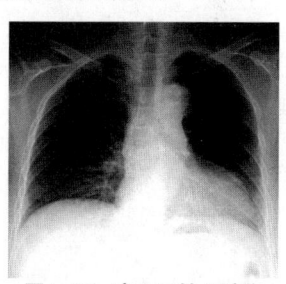

图4-16　高血压性心脏病

【鉴别诊断】

1. 主动脉瓣关闭不全：高血压性心脏病及主动脉瓣关闭不全均表现为主动脉型心脏，两者单纯通过X线片较难鉴别，一般需要结合临床诊断。

2. 肥厚型心肌病：无主动脉迂曲、扩张。胸片鉴别困难，心脏超声可明确其心肌不对称肥厚的特征。

（四）心包积液

【诊断与读片要点】

1. 心包积液是指心包腔内的液体超过50 mL。患者可有乏力、发热、心前区疼痛等症状；急性者积液量短时间内迅速增加，出现心包填塞症状，如呼吸困难、面色苍白、发绀、端坐呼吸等。

2. X线表现为心包积液在300 mL以下者X线可无异常发现。大量积液时，心影向两侧扩大，呈普大型心脏，甚至心脏呈烧瓶样球形扩张，心腰及心缘各弓的正常分界消失，心膈角变钝，又称为烧瓶心。见图4-17。

3. 透视下心缘搏动普遍减弱以至消失，主动脉搏动可正常。

4. 短期内复查心影大小可有明显的变化。

【鉴别诊断】

扩张型心肌病：与心包积液均表现为心脏增

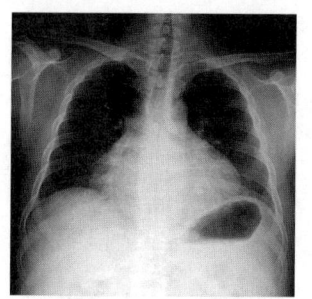

图4-17 心包积液(烧瓶心)

大,但扩张型心肌病,以左心室增大为主,常伴肺瘀血。大量心包积液较难鉴别时,可通过短期观察病情变化或超声心动图鉴别。

(五)房间隔缺损

【诊断与读片要点】

1. 房间隔缺损(ASD)是最常见的先天性心脏病(先心病)之一,占先心病的17.7%~21.4%。包括继发孔型房间隔缺损和原发孔型房间隔缺损。

2. 患者幼年时除易患感冒等呼吸道感染外可无症状,活动亦不受限制,一般到青年时期才表现出气急、心悸、乏力等症状;40岁以后绝大多数患者症状加重,并常出现心房纤颤、心房扑动等心律失常和充血性心力衰竭表现。体检常于胸骨左缘第二、三肋间闻及2~3级收缩期吹风样杂音。

3. 典型ASD的X线表现为肺血增多，心脏呈二尖瓣型，肺动脉段凸出，心脏右心房、右心室增大，主动脉结和左心室缩小或正常。小的ASD心肺所见可大致正常或仅有轻度变化。见图4-18。

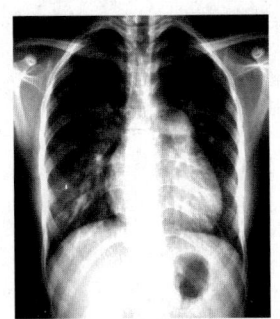

图4-18 房间隔缺损

【鉴别诊断】

室间隔缺损：大的房间隔缺损因肺血增多、肺动脉段凸出，与室间隔缺损相似，但室间隔缺损会合并左心室增大。

（六）室间隔缺损

【诊断与读片要点】

1. 室间隔缺损是最常见的先天性心脏病之一，约占先心病的20%。缺损小者，可无症状。缺损大者，症状出现早且明显。有明显肺动脉高压时可出现发绀。

2. 典型体征为胸骨左缘第三、四肋间有4~5级粗糙收缩期杂音，向心前区传导，伴收缩期细震颤。

3. X线片上，早期小的室间隔缺损无明显改变。中度以上室间隔缺损心影可轻度到中度扩大，左心缘向左向下延长，肺动脉圆锥隆出，主动脉结变小，肺门充血。见图4-19。

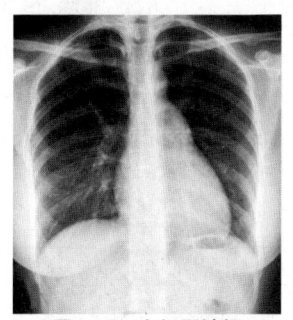

图4-19 室间隔缺损

【鉴别诊断】

房间隔缺损：大的房间隔缺损因肺血增多、肺动脉段凸出，与室间隔缺损相似，但其表现为心脏右心房、右心室增大，主动脉结和左心室缩小或正常。

(七)动脉导管未闭
【诊断与读片要点】

1. 动脉导管未闭(PDA)是最常见的先天性心脏病之一,占先心病的20%左右,发病率女多于男。按其形态基本可分为3种类型:管状型、漏斗型和窗型。

2. 大多数病例于胸骨左缘第二、三肋间可闻及双期连续性机器样杂音,伴震颤,可有周围血管征。

3. X线表现为肺血增多,左心室增大,主动脉结增宽,近半数可见"漏斗征"。

伴有肺动脉高压者肺动脉段可有不同程度的凸出,肺门动脉扩张,外围肺血管纹理扭曲、变细,双心室增大,以右心房、右心室增大为主。见图4-20。

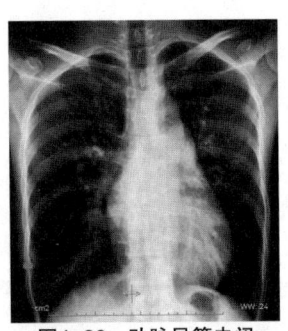

图4-20 动脉导管未闭

【鉴别诊断】

室间隔缺损：中度以上室间隔缺损心影可有轻度到中度扩大，以左心室增大为主，肺动脉圆锥隆出，肺门充血，征象与PDA相似，但室间隔缺损主动脉结变小，而PDA主动脉结则表现为增宽隆突。

（八）法洛四联症

【诊断与读片要点】

1. 法洛四联症（TOF）在发绀型先天性心脏病中发病率居首位，占30%～50%。本症包括4种畸形：肺动脉狭窄、室间隔缺损、主动脉骑跨和右心室肥厚，以肺动脉狭窄和室间隔缺损为主。

2. 患者发育较迟缓，常有发绀，多于生后4～6个月内出现，易气短、喜蹲踞。于胸骨左缘第二～四肋间可闻及较响的收缩期杂音，多可触及震颤。

3. X线表现为肺血减少，两肺门动脉细小。主动脉弓部多示不同程度的增宽、凸出，心脏近似靴形，心腰部凹陷，心尖圆隆、上翘。见图4-21。

【鉴别诊断】

肺动脉闭锁：X线平片上表现出的心脏增大多较TOF明显，肺血管纹理增多但较乱，且无明确的肺动脉干影。

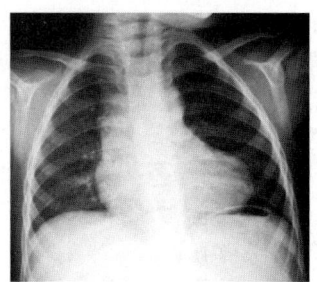

图4-21　法洛四联症

第五章 消化系统

一、消化系统的X线检查方法

X线平片及透视：消化道自然对比差，因此普通X线检查对胃肠道疾病的诊断价值有限。透视和平片仅用于某些特殊疾病时（如肠梗阻、消化道异物和消化道穿孔等），一般都需借助人工对比（造影）的方法。

造影检查：为消化道的首选检查方法。包括单对比造影及气钡双重造影。气钡双重造影是先后引入气体与钡剂（硫酸钡），气体使管腔膨胀，然后在受检部之黏膜面均匀涂布一层钡剂，以显示黏膜面的细微结构及微小异常。气体的引入方式包括口服产气粉或通过胃管或肛管直接引入。单对比造影使用的对比剂为钡剂、泛影葡胺。注入硫酸钡的禁忌证包括胃肠道穿孔、胃肠道梗阻等。

造影前要做的准备：①禁饮禁食6~12小时；②停用重金属药物，如铋剂和钙剂；③有活动性出血者应一周后再检查；④幽门梗阻患者应抽空胃液；⑤结肠造影需要清洁肠道。某些辅助药物可减缓胃肠道蠕动，如盐酸山莨菪碱（654-2）等，还能降低胃肠道的张力，使胃肠壁舒缓，更易于病变的检出与观察。全消化道造影时可加用胃肠道蠕动药，如肌肉注射新斯的明或口服甲氧氯普胺，使造影剂更快地通过消化道，缩短检查时间。

二、消化系统正常X线解剖

（一）腹部平片

可显示实质器官轮廓，如肝、脾、肾等。空腔脏器如胃肠道等依腔内内容物的不同而有不同的X线表现。还可显示胁腹线、肾周脂肪线、腰大肌、腹壁等。见图5-1。腹部平片一般只在诊断消化道穿孔、肠梗阻等几种疾病时使用，可以发现腹腔游离气体、肠管扩张、积液等异常，但得到的信息量十分有限。

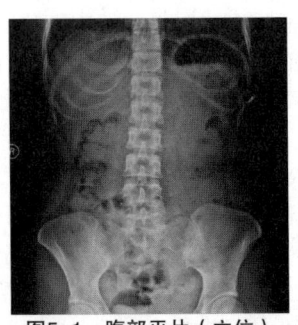

图5-1　腹部平片（立位）

(二)消化道造影

1. 咽正常X线影像表现

见图5-2、图5-3。

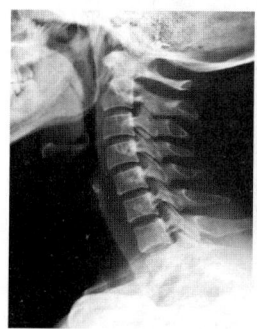 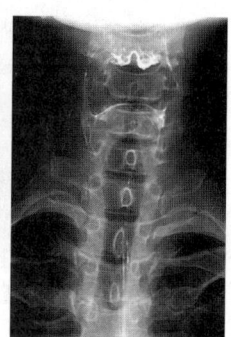

图5-2 正常咽后壁　　图5-3 正常会厌谷及梨状窝(钡剂造影)

2. 食管正常X线影像表现

食管扩张时呈带状,边缘光整。食管宽2~3 cm,长25~30 cm,上接下咽,下连贲门。临床分段:上段、中段、下段(以主动脉弓、第八胸椎平面划分)。两个生理性狭窄:食道入口、膈裂孔。3个生理性压迹:主动脉弓、左主支气管、左心房。黏膜皱襞形态:呈纵形细条纹状透亮影,宽度小于3 mm。

食管的蠕动:第一蠕动波(原发性),由吞咽反射引起,自上端一直运行到下端,是推送食物的主要动力,第一蠕动波可使钡剂迅速下行,数秒内进入胃。第二蠕动波(继发性),与吞咽反射无关,是食团作用于食管壁引起的,自主动脉弓开始向下推进。第三收缩波,是食管环状肌的局限性不规则收缩性运动,形成波浪状或锯状缘,出现突然,消失迅速,多发于食管下段,常见于老年人和食管贲门失弛缓症患者。

右前斜位是观察食管的常用位置。见图5-4。

3. 胃正常X线影像表现

见图5-5。

胃的分部:胃底、胃体、胃窦、胃大弯、胃小弯。胃的形状与体型、张力和神经系统的功能状态有关,一般分为四种类型:钩型胃、牛角型胃、瀑布型胃、长型胃。

胃的轮廓:在胃小弯和胃窦大弯一般光滑整齐,胃体大弯轮廓常呈锯齿状。

黏膜皱襞:显示为黑白相间的条索状影。胃窦以纵形为主,宽度<3 mm;小弯侧黏膜皱襞规则,与小弯平行,宽度3~4 mm;大弯侧黏膜皱襞横、斜形较多,胃底略呈网状,胃体与胃底宽度<5 mm;微皱襞即胃小区,由胃小沟(胃黏膜表面遍布网眼状的小沟称胃小沟)形成的胃黏膜呈小丘状隆起,胃小沟填入造影剂时,沟纹粗细一致,如鱼网状,

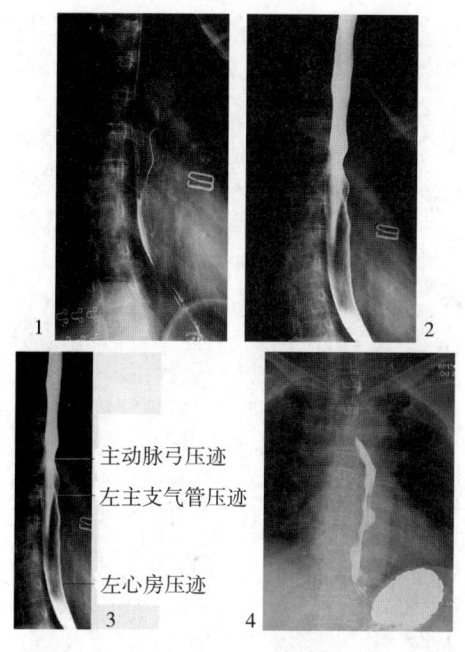

1. 黏膜相 2. 充盈相 3. 食管压迹 4. 蠕动波

图5-4 食管正常X线影像表现

衬托出隆起的胃小区，胃小区是黏膜相上最小的解剖单位，胃小区直径1~3 mm，胃小沟宽度<1 mm，在胃窦易于见到。

幽门管：长约5 mm，宽度变化较大。

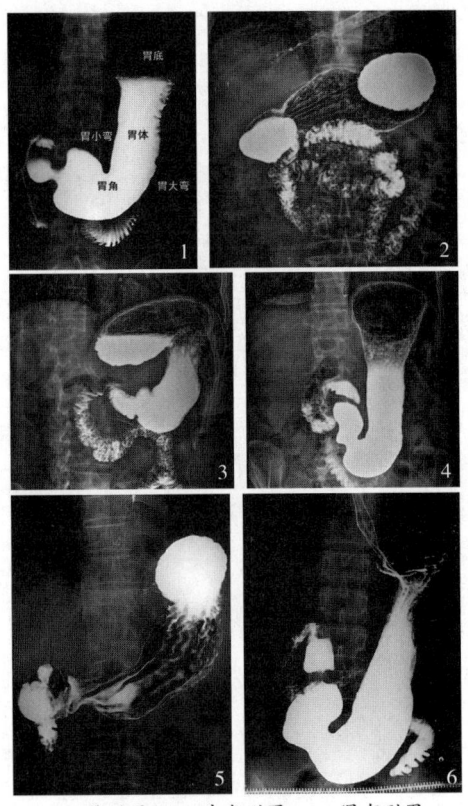

1. 钩型胃 2. 牛角型胃 3. 瀑布型胃
4. 长型胃 5. 黏膜相 6. 充盈相

图5-5 胃正常X线影像表现

蠕动：一般同时可见2~3个蠕动波，胃窦没有蠕动波，表现为整体向心性收缩，使胃窦呈一细管状，可将钡剂排入十二指肠。但并非每次胃窦收缩都有钡剂排入十二指肠。

排空时间：胃的排空受胃张力、胃的蠕动、幽门功能和精神状态等影响，一般于服钡剂后2~4小时排空。

4. 十二指肠正常X线影像表现

十二指肠呈C形，称为十二指肠曲，上连于幽门，下接于空肠，内侧包绕胰头，是胃、肝胆、胰腺与空肠间的通道。一般分为4部：球部（约5 cm）、降部（7~8 cm）、水平部（10 cm）和升部（2~3 cm）。十二指肠球部充盈相呈三角形或圆锥形。十二指肠球部黏膜皱襞为纵行平行的条纹，球部以下黏膜皱襞呈羽毛状或环形，在收缩时呈小段纵形；低张力双对比造影时，肠腔可增宽一倍，羽毛状皱襞消失，黏膜纹多数呈环形或龟背状。球部的运动为整体性收缩，可一次将钡剂排入降部。降部、水平部、升部的蠕动多呈波浪状向前推进，十二指肠正常时可有逆蠕动。见图5-6。

5. 空肠、回肠正常X线影像表现

空肠、回肠总长4~6 m，位于中下腹，以形成迂曲盘旋的肠襻为特点。空肠占空肠、回肠全长的

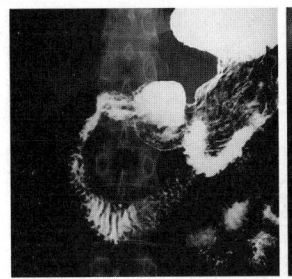 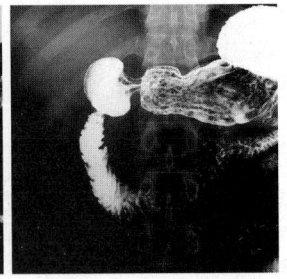

图5-6 十二指肠钡剂造影（左：黏膜相，右：充盈相）

近端3/5，位居腹腔左上部及中部，回肠占空肠、回肠全长的远端2/5，位居腹腔中下部及右下部，止于右髂窝处，于此处入盲肠。空肠常显示为羽毛状或雪花状影像，收缩时黏膜皱襞呈与长轴平行的细条状，舒张时呈弹簧状。回肠肠腔略小，皱襞少而浅，间隔较宽，蠕动不活跃，常显示为充盈相而黏膜纹不明显，轮廓光滑，肠管充钡较少、收缩或加压时可以显示其皱襞影像，呈纵行或斜行。小肠的蠕动是推进性运动，活跃有力，钡剂通过快，多呈黏膜相，回肠蠕动缓慢而弱，钡剂通过慢，多呈充盈相。服钡剂后2～6小时，钡剂先端可达盲肠，7～9小时小肠排空，充盈良好的小肠壁厚约3 mm，回肠末段肠壁厚可达5 mm。见图5-7。

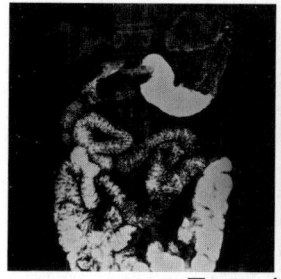 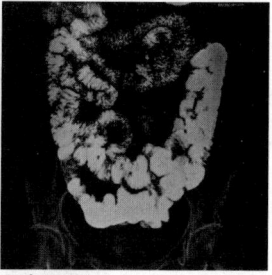

图5-7 空肠与回肠

6. 结肠正常X线影像表现

大肠是消化管的最后一段,包括盲肠、阑尾、结肠、直肠和肛管,结肠又分为升结肠、横结肠、降结肠和乙状结肠。钡剂完全充盈时,结肠呈粗大管道状,边缘光滑,直肠以上的肠管很快出现结肠袋,它们之间由半月襞形成不完全的间隔。形成袋形是结肠充盈时的特征性表现。直肠没有袋形,当钡剂充盈时,其中段即壶腹部可扩张得很大,边缘光滑整齐。在壶腹部两侧和前壁可见浅切迹,由半月形皱襞所造成。钡剂排空后,在黏膜肌的作用下,可形成无数皱形的黏膜皱襞,在X线上显示为黏膜纹,结肠黏膜纹有横、纵、斜3个方向,多不规则相嵌交错,正常黏膜纹连贯完整、粗细相仿、边缘较清晰,盲肠与升结肠、横结肠的皱襞较密,以斜行及横行为主，降结肠以下皱襞渐稀，且以纵行为主。在质量较好的双对比造影照片上，可能见到结肠表面的黏膜细节（微皱襞），称无名沟或无名线，也叫结肠小沟（0.2~0.3 mm）和结肠小区（0.7~1.0 mm），这是一些纤细、长短不等、相距不足1 mm、与肠垂直的线条影，互相平行或呈网状，观察微皱襞的形态有助于结肠病变的早期诊断。见图5-8。大肠蠕动主要是总体蠕动，右半结肠出现强烈的收缩，呈细条状，将钡剂迅速推向远侧。结肠的充盈和排空时间差异较大，一般服钡剂后24~48小时排空。

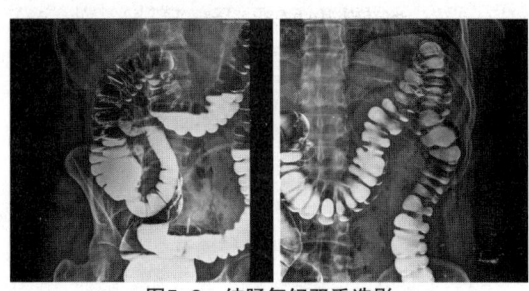

图5-8 结肠气钡双重造影

（三）T管造影

T管造影是手术后检查胆道的一种常用的X线检查方法。是通过胆系术后置入于胆管内的T形引流管做逆行胆管造影。主要用于探查肝、胆管内是否有残余结石、再生结石,以及胆总管远端是否狭窄。

患者准备:不需特殊准备,只需抽出T形引流管内的胆汁或用温生理盐水进行冲洗。

造影剂:1∶1稀释的碘对比剂20 mL。胆管扩张、胆囊未切除、奥迪括约肌松弛或T形引流管一端插入十二指肠者,可适当增加剂量,一般最多不超过60 mL。利用空气或氧气做对比剂也能对比显示出结石影,副作用少,但应注意注入气体和摄片时,均应取立位或半坐位。

检查方法:患者仰卧,取头低位,头低约30°。严格消毒下,经引流管先抽出胆汁10 mL与造影剂混合,使之稀释,并将胆管内的空气和胆汁抽出,使其保持一定的负压,以利于胆管各支的充盈。然后缓慢注入造影剂,先左侧卧位注入10 mL,使肝左管分支充盈,而后转至仰卧位,再注入余下的10 mL并即刻摄片。造影须在透视下进行,注意观察胆管的充盈情况,以及造影剂是否进入十二指肠。冲洗胆管和注射造影剂时要防止带入气体,以免误认气泡为阴性结石。摄片完毕后,若未达到诊断要求,可重复造影一次;若胆管充盈良好,15分钟后再摄片,观察其排空情况。注入造影剂速度不宜过快,压力不能过大,但患者感到肝区饱胀时,应停止注射，否则造影剂会大量流入肠道，使胆管显示不佳。如压力超过300 mm水柱，胆汁可能出现反流进入淋巴和血液而引起感染、扩散或诱发胆管壁出血。一般摄正位片即可满足临床要求（图5-9）。若肝左、右管及其分支互相重叠或胆囊影覆盖于胆总管上，须摄侧位片。

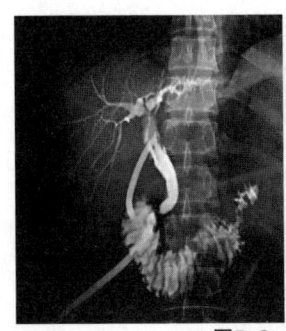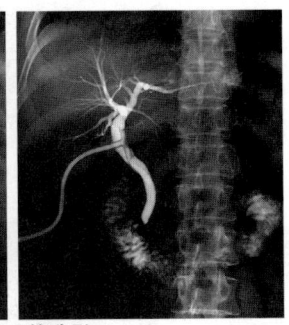

图5-9　T管造影

三、消化系统基本病变的X线表现

（一）管腔的改变

管腔狭窄：指管腔超过正常限度的持久性缩小。病变性质不同，引起的管腔狭窄的形态也不相同。炎性狭窄的范围较广泛，或呈分段性，边缘较整齐，病变区和正常区分界欠清；肿瘤性狭窄的病变局限，边缘不规则，壁僵硬，病变区与正常区分界较明显，局部可触及包块（图5-10）；先天性狭窄边缘多光滑而局限；肠粘连引起的狭窄形状不规则，肠管移动度受限，或肠管互相聚拢；痉挛造成的狭窄，形状可以改变，痉挛解除后即恢复正常；外压性狭窄，多偏于管腔一侧，可见局限光整压迹，管腔伴有移位。

管腔扩张：指管腔超过正常限度的持续性增大。各种原因造成的胃肠道梗阻引起的近端胃肠道扩张，累及的胃肠道比较长，并可见积气和积液征象，肠管蠕动增强；因胃肠道紧张力降低引起的管腔扩张，也可见积气和积液征象，但肠管蠕动减弱。见图5-10。

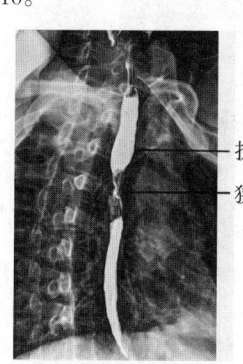

图5-10 食管癌造成的管腔狭窄与管腔扩张

(二)龛影

龛影是由于胃肠道壁溃烂,达到一定的深度形成的缺损凹陷,造影时钡剂充填,当X线切线位投影时表现为向腔外突出的含钡影像,轴位呈钡斑或钡点。常见于胃溃疡。见图5-11。

(三)憩室

憩室是由于钡剂经过胃肠道管壁局部薄弱区向外膨出形成的囊袋状影像,或是由于管腔外邻近组织病变的粘连、牵拉造成管壁全层向外突出的囊袋状影像,其内及附近的黏膜皱襞形态正常。见图5-12。

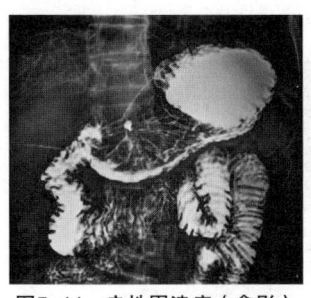

图5-11 良性胃溃疡(龛影)

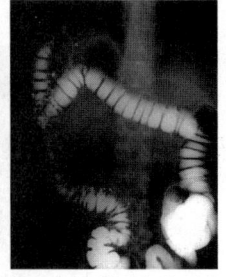

图5-12 结肠多发憩室

(四)充盈缺损

充盈缺损是指充钡胃肠道轮廓的局部向腔内突入而未被钡剂充盈的影像。常见于肿瘤、炎性肉芽肿及异物等。见图5-13。

(五)黏膜改变

1. 黏膜皱襞破坏

正常的黏膜皱襞消失,代之以杂乱而不规则的钡影。与正常的黏膜皱襞有明确分界,至病变区黏膜皱襞突然中断。多系恶性肿瘤侵蚀所致。见图5-14。

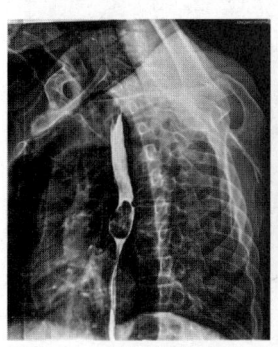 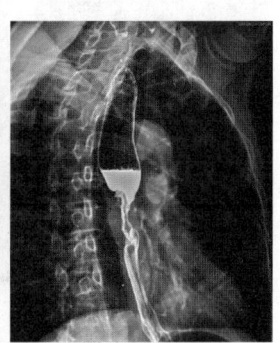

图5-13 食管平滑肌瘤(充盈缺损)　　**图5-14 食管癌(黏膜皱襞破坏)**

2. 黏膜皱襞增宽和迂曲

表现为透明条纹状影增粗、走行迂曲、结构紊乱。是由黏膜和黏膜下层的炎性浸润、肿胀及结缔组织增生所引起的,如慢性胃炎、静脉曲张。见图5-15。

3. 黏膜皱襞纠集

表现为皱襞从四周向病变区集中,呈放射状。良性者较规则呈车辐状,尖端逐渐变细,可达病变区;恶性者分布不均,尖端呈杵状,可突然中断消失。常由慢性溃疡产生纤维组织增生、瘢痕收缩而造成。见图5-16。

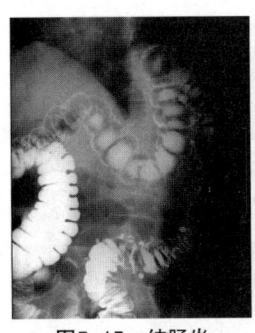
图5-15 结肠炎

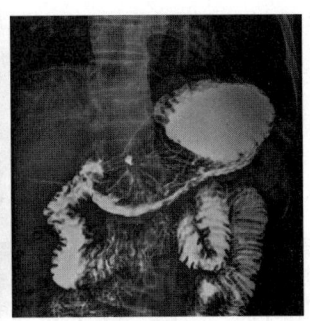
图5-16 胃溃疡

4. 胃微皱襞改变

胃小区大小、胃小沟粗细及形态的改变对疾病的早期诊断具有一定价值。胃小区增大且大小不均,胃小沟增粗、密度增高,常见于中度和重度萎缩性胃炎;良性溃疡周围胃小区和胃小沟存在,但大小及粗细不均;胃癌局部胃小区和胃小沟完全破坏消失,其周围可见极不规则的沟纹。

四、消化系统常见疾病的X线诊断

(一)胃肠道穿孔

【诊断与读片要点】

1. 胃肠道穿孔是常见的急腹症,多继发于溃疡、炎症、肿瘤、外伤等,以胃十二指肠溃疡最常见。多发生于前壁。

2. 临床表现是起病突然,持续性上腹剧痛,可延及全腹,扪及腹肌紧张、全腹压痛等腹膜刺激症状,呈"板状腹"。

3. X线主要表现为膈下游离气体,可出现于一侧或双侧,为线状、新月状或镰刀状透亮影;膈下游离气体位置可随体位而改变。少量游离气体取左侧卧位可显示,可见气体位于靠上方侧腹壁与腹内脏器之间,形成气腹。见图5-17。

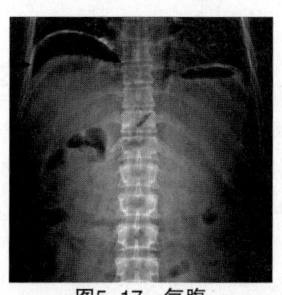

图5-17 气腹

【鉴别诊断】

间位结肠：可见结肠袋影，不随体位而改变，无胃肠道穿孔的临床症状。

（二）肠梗阻

【诊断与读片要点】

1. 肠梗阻是指肠腔内容物运行障碍。是一种常见的急腹症，多种原因可引起，如肠管粘连、扭转、套叠、炎症、肿瘤等。一般分为机械性（单纯性和绞窄性）肠梗阻、动力性（麻痹性和痉挛性）肠梗阻及血运性肠梗阻。

2. 急性小肠梗阻典型X线表现为肠道扩张、积气，立位见液平面；阶梯状气-液平面为单纯性小肠梗阻的特征性表现；绞窄性肠梗阻可见假肿瘤征、咖啡豆征及长液平面征。

3. 高位梗阻（空肠梗阻）表现为上腹部有为数不多扩张的空肠袢，其中有少数气-液平面，中下腹回肠内很少或没有气体；低位梗阻（回肠梗阻）表现为多数扩张的空肠、回肠肠袢充满全腹，其中可见较多气-液平面，结肠内无或有少量气体。

4. 空肠胀气扩张表现为连续性的肠管影，管径3 cm以上，可见鱼肋或弹簧样黏膜；回肠扩张表现为连贯、透亮均匀的肠管影，基本上看不到皱襞；结肠胀气扩张管径明显大于小肠，可达6~7 cm，甚至更大，每隔一定距离可见结肠袋之间的间隔（半月襞）。

5. 完全性肠梗阻表现为小肠气体逐渐增多，结肠气体逐渐减少；不完全性肠梗阻则表现为小肠、结肠均有气体。见图5-18。

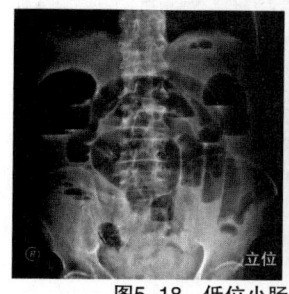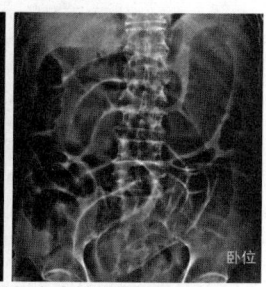

图5-18 低位小肠不完全性肠梗阻

（三）肠套叠

【诊断与读片要点】

1. 肠套叠指肠道向远端或近端肠腔内套入。原发性肠套叠多见于婴幼儿，继发性肠套叠则多见于成人。可由憩室、息肉或肿瘤等因素造成。分为三型：回结肠型（回肠套入结肠）、小肠型（小肠套入小肠）、结肠型（结肠套入结肠）。

2. 钡剂灌肠时套叠头部显示为充盈缺损，可呈杯口状、钳状，钡剂排出后呈螺旋弹簧状改变。

3. 空气灌肠时套入部显示为软组织块影,可呈半圆、哑铃形。见图5-19。

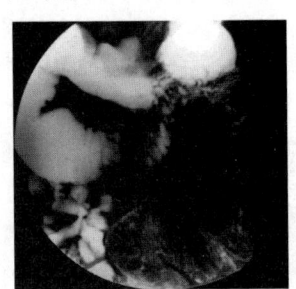

图5-19 肠套叠

(四)食管异物
【诊断与读片要点】

1. 食管异物是指某种物质嵌留于食管内不能通过,多停留于食管的生理狭窄处,以第一生理狭窄最多见。可导致充血、水肿及溃疡形成,若发生穿孔,可引起食管周围炎、纵隔炎及脓肿等。

2. 阳性异物表现为高密度影,较易在平片上直接显示其位置及大小;阴性异物则需通过食管吞钡造影检查确认。食管钡剂造影检查时,若异物较大则钡剂通过受阻,表现为钡剂梗阻,或少量钡剂通过,显示为充盈缺损,若异物较小则可见钡剂从一侧通过或绕过异物分流,亦可以使用含钡棉絮,可见棉絮钩挂现象。表现为钡剂通过后可见少许斑条状高密度影滞留。见图5-20。

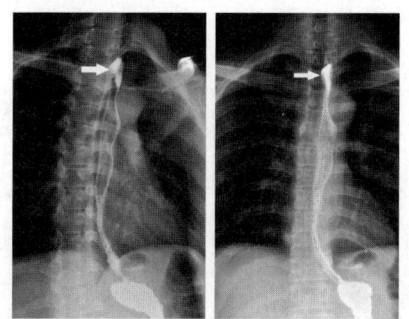

图5-20 食管异物（鱼刺、含钡棉絮残留）

【鉴别诊断】

气管异物：正位胸片上食管异物常于冠状位显示，气管异物则于矢状位显示；侧位胸片上，气管异物位于气道透明影内，而食管异物则在其后。

（五）反流性食管炎

【诊断与读片要点】

1. 也称为消化性食管炎，常继发于食管裂孔疝，晚期常常导致食管狭窄。典型表现为胸骨后烧灼样疼痛，并与体位有明显关系。

2. 早期可为阴性，或仅食管下段轻微痉挛性改变；急性期可见管壁毛糙，边缘见针尖状钡点或星芒状、网织状线样龛影；晚期可见食管狭窄，管壁毛糙、不规则，狭窄段短缩、变直。消化道钡餐检查，卧位或头低位时可见钡剂由胃腔通过贲门反流进入食道。见图5-21。

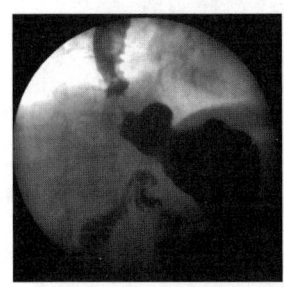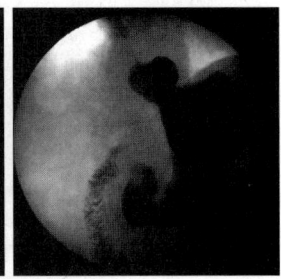

图5-21　胃食管反流

【鉴别诊断】

硬化型食管癌：其食管狭窄段与正常食管分界清楚，狭窄段较短，而反流性食管炎狭窄段与正常食管分界不清，呈渐进性。

（六）贲门失弛缓症

【诊断与读片要点】

1. 为食管神经肌肉功能障碍性疾病，临床表现为吞咽困难，并在情绪激动或食用刺激性食物时加重。

2. 早期食管下段轻度扩张，蠕动减弱，呈不规则紊乱收缩,食管边缘呈锯齿状或波浪状;中期食管中度扩张,下端呈漏斗状狭窄,食管内可见滞留物;晚期食管高度扩张,并可见延长、迂曲,食管下段可呈袋状改变,蠕动消失。见图5-22。

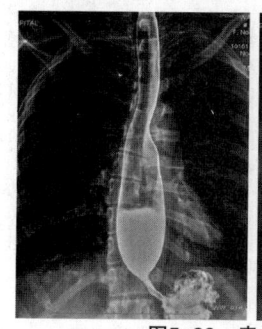
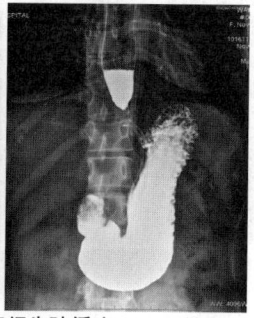

图5-22 贲门失弛缓症

(七)食管静脉曲张

【诊断与读片要点】

1. 由食管静脉血量增加和/或回流障碍所致,主要表现为食管黏膜下及食管周围静脉曲张。根据曲张的起始部位可分为起自食管下段的上行性食管静脉曲张、起自食管上段的下行性食管静脉曲张,前者占大多数,为门静脉高压的重要并发症,常见于肝硬化。

2. 吞钡造影早期表现为食管下段黏膜增粗,边缘略呈锯齿状，管壁软，钡剂通过良好；进一步发展，典型表现为蚯蚓状、串珠状充盈缺损，管壁不规则，食管蠕动减弱，排空延迟。见图5-23。

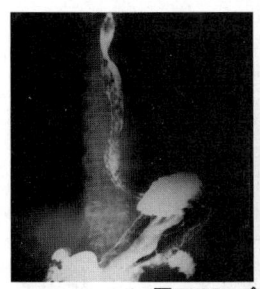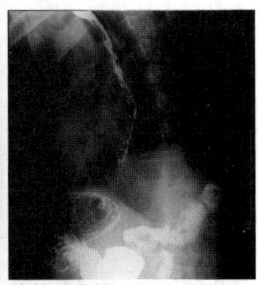

图5-23 食管静脉曲张

【鉴别诊断】

食管癌：尤其是髓质型食管癌需与食管静脉曲张鉴别，食管癌管壁僵硬，管腔狭窄、固定，而食管静脉曲张管壁柔软，管腔扩张良好。

(八)食管裂孔疝

【诊断与读片要点】

1. 食管裂孔疝指胃经过横膈裂口进入胸腔。其病因有先天性发育不全、外伤、手术及腹内压升高、高龄、炎症、肿瘤等。根据形态可分为短食管型（先天性）、滑动型、食管旁型及混合型。

2. 直接征象为膈上疝囊，内可见胃黏膜，疝囊大小不等。疝囊上界与食管间有一收缩环,称为A环,与其上方的食管蠕动无关;疝囊下界为食管裂孔形成的环形缩窄,管腔舒张时,显示为管腔边缘的隔状切迹,称为B环。

3. 短食管型食管裂孔疝表现为先天性食管较短、无疝囊形成;食管旁型食管裂孔疝可见贲门位于膈下,但胃底疝入胸腔;滑动型食管裂孔疝发病率较高,疝囊不固定,卧位、头低位可显示,立位消失。见图5-24。

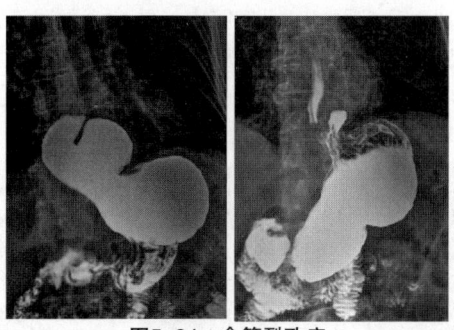

图5-24 食管裂孔疝

(九)食管平滑肌瘤

【诊断与读片要点】

1. 占食管良性肿瘤的2/3,起源于食管壁的肌层。肿瘤光滑、包膜完整,向食管腔内外膨胀性生长，大小不一，多为单发，食管中下段多见。病程较长，症状多不明显，可有胸骨后不适或吞咽梗阻感。

2. X线造影显示肿块呈边缘光整的充盈缺损，呈类圆形，钡剂大部分通过后，肿瘤上下方食管收缩，肿瘤处食管似被撑开。

3. 肿瘤周围钡剂环绕形成，其上、下缘呈弓状或环形，称为"环形征"，为食管平滑肌瘤的典型表现。

4. 钡剂通过突出于腔内的肿瘤表面时，形成偏流或分流，周围食管壁柔软，扩张较好，病变局部呈偏心性狭窄，肿瘤局部黏膜皱襞完整。见图5-25。

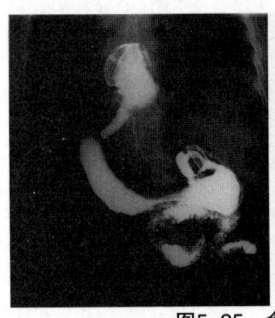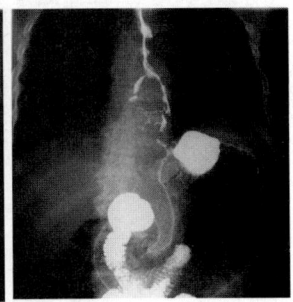

图5-25　食管平滑肌瘤

【鉴别诊断】

食管癌：肿块显示为不规则的充盈缺损，食管黏膜破坏，可见不规则龛影，管壁僵硬，局部扩张受限。

(十) 食管癌

【诊断与读片要点】

1. 食管癌多见于中老年人，男性多于女性。好发于食管中下段，以鳞癌多见。食管癌早期少有症状，或仅有间歇性食物通过滞留感或异物感，肿瘤逐渐增大可有明显的持续性、进行性的吞咽困难。

2. 早期食管癌病理分型可分为平坦型、糜烂型、斑块型和乳头型，中晚期食管癌则分为髓质型、蕈伞型、溃疡型、硬化型和腔内型。

3. 食管癌X线主要表现为管壁僵硬，早期局部黏膜增粗、紊乱，边界毛糙、中断，轻度破坏；中晚期食管癌主要表现为黏膜皱襞中断消失并破坏，管腔不同程度狭窄，呈向心性环状狭窄，狭窄近端食管呈漏斗状扩张，并可见腔内充盈缺损，钡剂通过困难，近端食管扩张。见图5-26。

【鉴别诊断】

1. 食管静脉曲张：常有肝硬化病史，其充盈缺损区蠕动正常，食管无狭窄，管壁柔软。

2. 食管平滑肌瘤：食管边缘可见光滑压迹，局

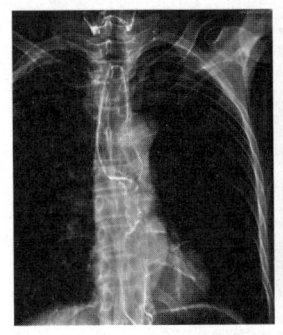
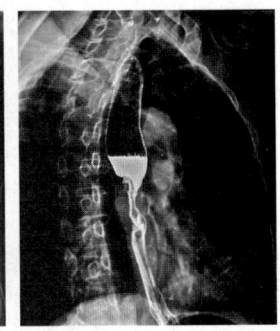

图5-26 食管癌

部黏膜规则,扩张较好,可见"环形征"。

(十一)慢性胃炎

【诊断与读片要点】

1. 是由各种不同程度致病因素所致的胃壁炎症,多局限于黏膜层。可分为浅表性、萎缩性和肥厚性胃炎,以浅表性和萎缩性胃炎多见。

2. 临床表现多样,部分患者可无症状,常见症状有食欲减退、上腹部不适、饱胀、嗳气等。萎缩性胃炎多数见胃酸减少,而肥厚性胃炎可有类似溃疡的规律性上腹疼痛。

3. 浅表性胃炎可显示为黏膜皱襞增粗、紊乱,胃壁软,胃小区、胃小沟改变较轻微。

4. 萎缩性胃炎则可见胃小沟浅而细,胃小区显示不清或形态不规则,胃体萎缩后,胃黏膜皱襞增粗。

5. 肥厚性胃炎可见黏膜皱襞隆起、粗大,排列紊乱、扭曲,皱襞数量减少,常有多发的浅表溃疡及大小不等的息肉样结节,充盈相时,胃轮廓呈波浪状。见图5-27。

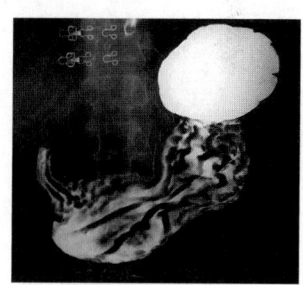

图5-27 慢性胃炎

(十二) 胃溃疡

【诊断与读片要点】

1. 胃溃疡的临床表现主要是上腹部疼痛,具有反复性、周期性与节律性的特点。溃疡多位于胃小弯和胃角,形态多样,以圆形和线状溃疡多见。

2. 胃溃疡的直接征象是龛影,多见于胃小弯侧,突出于胃轮廓之外,边缘光滑整齐,密度均匀;龛影口部可见黏膜线、项圈征及狭颈征;溃疡周围的黏膜如车轮状向龛影口部集中。

3. 胃溃疡功能性改变：痉挛性改变，其特征为胃壁上的切迹，即胃小弯溃疡在胃大弯侧相对应处可见深的痉挛切迹，如手指指向龛影；胃液分泌增多，使钡剂不易附着于胃壁，难以显示黏膜皱襞；胃蠕动发生改变，可增强或减弱。

4. 特殊类型胃溃疡：穿透性溃疡、穿孔性溃疡、胼胝性溃疡、多发性溃疡。

穿透性溃疡：龛影大而深，超过1 cm，形如囊袋，狭窄征象显著。

穿孔性溃疡：溃疡较大，也可呈囊袋状，可出现气液钡分层或气钡分层现象。

胼胝性溃疡：以大量纤维组织增生为特征，正常的各层结构消失，形成较宽的透明带，边界清楚、整齐，常伴有黏膜纠集。

多发性溃疡：指胃内同时发生两个以上溃疡，呈圆形或不规则形，胃体部多见，呈多发龛影，黏膜纠集紊乱、不规则。见图5-28。

【鉴别诊断】

溃疡型胃癌：临床可出现消瘦、贫血及恶病质，X线示龛影位于胃腔内，溃疡底部不规则，周围可见环堤，黏膜粗大、中断，可见指压迹，局部胃壁僵硬。

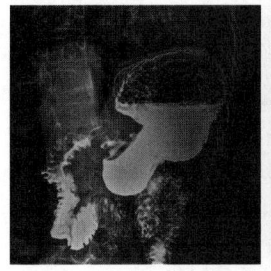 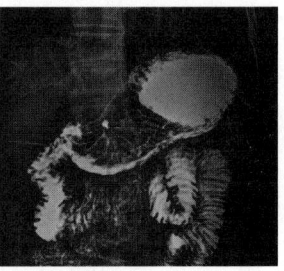

图5-28 胃溃疡

(十三)胃癌

【诊断与读片要点】

1. 胃癌为一种伴有腺体分化的胃黏膜恶性肿瘤。早期胃癌是指癌组织仅侵及黏膜或黏膜下层,未侵及肌层的腺癌,而不论其是否已有淋巴转移。早期胃癌可分为隆起型(Ⅰ型)、浅表型(Ⅱ型)、凹陷型(Ⅲ型)。进展期胃癌是指癌组织越过黏膜下层,已侵及肌层以下者,亦称中晚期胃癌或侵袭性胃癌,按Borrmann分型法,进展期胃癌可分为Ⅰ型(巨块型)、Ⅱ型(局部溃疡型)、Ⅲ型(浸润溃疡型)、Ⅳ型(浸润型)。

2. 好发于40~60岁人群,以胃窦、胃小弯及贲门区常见。

3. 临床表现为上腹痛、消瘦与食欲减退,呈渐进性加重，逐渐出现贫血与恶病质。

4. 进展期胃癌各型表现：

Ⅰ型：可见局限性充盈缺损，形状不规则，表面欠光滑，与邻近胃壁分界清楚。

Ⅱ型：可见不规则龛影（位于胃轮廓之内），多呈半月形，外缘平直，内缘不整齐而有多个尖角，龛影外围绕以宽窄不等的透明带即环堤，轮廓不规则但锐利，其中常见结节状或指压状充盈缺损（指压征），以上表现称为半月综合征，伴有黏膜纠集但中断于环堤外。

Ⅲ型：其特征类似于Ⅱ型，不同之处在于由于浸润生长的缘故，环堤外缘呈斜坡状隆起，宽窄不均且有破坏，与正常胃壁之间无界限，故环堤外缘多不清楚。

Ⅳ型：可见胃壁僵硬、边缘不整，全周性浸润可引起局限性或弥漫性胃腔狭窄、变形，弥漫者呈典型的皮革胃，病变区与正常胃壁间无明确界限之分，黏膜皱襞增宽，加压检查无变化。见图5-29。

【鉴别诊断】

1. 胃平滑肌瘤：巨块型胃癌应与胃平滑肌瘤相鉴别，后者可见充盈缺损，但大多外形光整，偶有分叶，结合临床特征不难鉴别。

2. 良性胃溃疡：局部溃疡型、浸润溃疡型胃癌

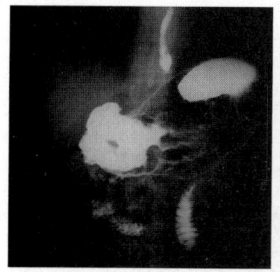
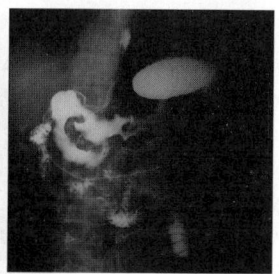

图5-29 胃癌

均有不规则扁平溃疡,需与良性胃溃疡相鉴别,详见胃溃疡的相关内容。

(十四)十二指肠溃疡

【诊断与读片要点】

1. 为慢性消化性溃疡中最常见者(占80%),多见于青壮年,20~50岁年龄组占80%,好发于十二指肠球部后壁或前壁。

2. 临床表现为周期性、节律性右上腹痛,多在两餐之间发作,进食后缓解,伴有泛酸、嗳气、出血与贫血。

3. 直接X线征象为龛影,充盈加压相时显示龛影正面像呈类圆形或米粒状钡斑,大多边缘光滑,周围一圈透明带或可见黏膜纠集。

4. 球部溃疡也可表现为钡剂到达球部后不易停

留迅速排出的激惹征。球部因痉挛、瘢痕收缩而失去正常"三角"形态,这是球部溃疡常见且重要的征象,常表现为球部一侧壁的切迹样凹陷,以胃大弯侧多见,也可为山字形、三叶形或葫芦形。见图5-30。

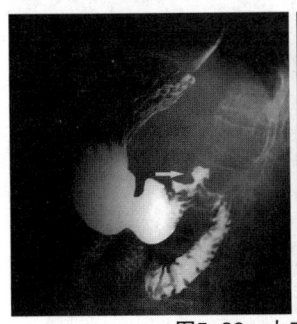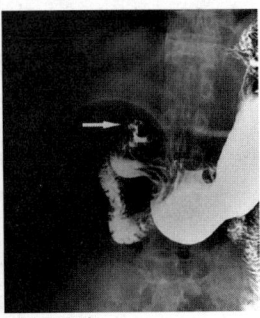

图5-30　十二指肠溃疡

【鉴别诊断】

1. 十二指肠球炎：可有球部的痉挛与激惹征,但无龛影及变形。

2. 十二指肠癌：可见黏膜中断破坏,管腔狭窄、僵硬,以及向腔外蔓延的软组织肿块。

（十五）十二指肠憩室

【诊断与读片要点】

1. 十二指肠憩室是指十二指肠黏膜、黏膜下层通过肠壁肌层薄弱处向肠腔外突出而形成的囊袋状结构。

2. 好发于十二指肠降段内侧缘壶腹周围区,可单发或多发,多在中年以上人群中发病。临床上多无明显症状,并发炎症时可有上腹疼痛等症状。

3. X线造影时仰卧或右前斜位可较好地显示十二指肠环,从而发现憩室,憩室常呈圆形或卵圆形充钡剂的囊袋状影,突出于肠腔外,边缘光整,有狭颈,并可见十二指肠黏膜经颈部进入憩室内。可有蠕动和排空。见图5-31。

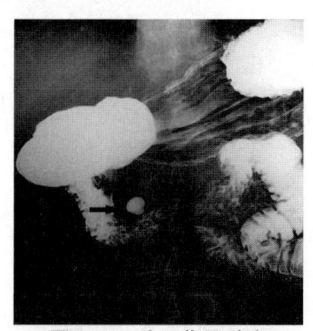

图5-31 十二指肠憩室

【鉴别诊断】

十二指肠溃疡:好发于球部,没有黏膜伸入,可有球部的变形、龛影及激惹征。

(十六)十二指肠癌

【诊断与读片要点】

1. 十二指肠癌是小肠最常见的恶性肿瘤,以腺癌最为多见。分为溃疡型、多发息肉型、环状型与浸润型,以前两者居多。

2. 临床表现隐匿,早期无特异性,随着病情发展而出现的临床症状与病变部位关系密切。

3. X线表现为病变部肠管僵硬,黏膜破坏,充盈缺损,大而不规则的溃疡和不同程度的肠腔狭窄,钡剂通过障碍,伴近段肠管扩张。

4. 不同类型十二指肠癌的X线表现略有不同,溃疡型以不规则龛影或钡斑为主,多发息肉型则以不规则充盈缺损为主,环状型及浸润型则以肠管僵硬、肠腔狭窄为主。见图5-32。

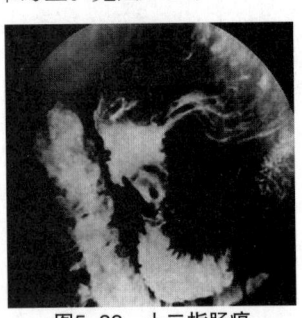

图5-32 十二指肠癌

【鉴别诊断】

十二指肠淋巴瘤：原发极少见，多从胃远端或空肠近端病变蔓延而来，多呈结节性充盈缺损，溃疡少见，病变部肠壁柔软，管腔虽高度狭窄但无明显梗阻现象。

（十七）肠系膜上动脉压迫综合征

【诊断与读片要点】

1. 肠系膜上动脉压迫综合征是指肠系膜上动脉开口过低，小肠系膜与后腹壁固定过紧，或腹壁松弛内脏下垂，使腹主动脉与肠系膜上动脉夹角变小（正常人夹角为47°～60°），压迫十二指肠水平段或升段，引起慢性十二指肠壅积。

2. 常见于瘦长体型或体弱者，女性多于男性。病程较长，症状有食后腹痛、胀闷、恶心、呕吐等，部分患者俯卧位或左侧卧位可缓解。

3. X线表现为十二指肠水平段或升段笔杆样压迹，即相当于肠系膜动脉走行一致的局限光滑整齐的纵行压迹，状如笔杆，黏膜皱襞可扁平。近端十二指肠扩张，蠕动亢进且逆蠕动频繁。见图5-33。

【鉴别诊断】

十二指肠或空肠上端肿瘤：狭窄段肠管边缘不齐，可见充盈缺损，黏膜破坏。

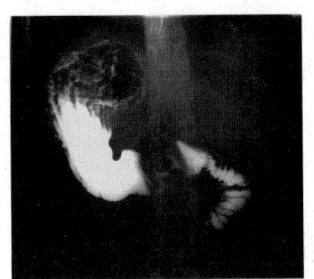

图5-33　肠系膜上动脉压迫综合征

(十八) 小肠结核

【诊断与读片要点】

1. 小肠结核是结核分枝杆菌引起的肠道慢性特异性感染，感染途径可为肠源性、血源性，或为周围脏器结核蔓延所致，其中肠源性为主要感染方式。

2. 好发于回盲部，其次为回肠、空肠，严重者可累及升结肠。分为溃疡型、增殖型，以溃疡型多见。

3. 临床表现为腹痛、腹泻、发热，血沉增快，结核菌素试验阳性。

4. 溃疡型X线表现为激惹征明显，钡剂排空快，无钡剂或仅有极少钡剂存留，呈"跳跃征"改变，黏膜增粗、紊乱，有时可见斑点状龛影，充盈的肠管可为边缘不规则的锯齿状,此种改变常呈断续性、节段性、交替性分布。

5. 增殖型X线表现以肠管不规则变形狭窄为主,可伴有黏膜粗糙紊乱或小充盈缺损,较少有龛影及激惹征。

6. 小肠结核多为移行性病变,病变肠管与正常肠管无明显界限,多伴有局限性腹膜炎与周围肠管粘连,肠管分布紊乱。见图5-34。

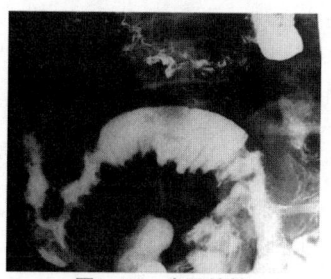

图5-34 小肠结核

【鉴别诊断】

1. 克罗恩病:好发于小肠末端和结肠,特征为节段性受侵,境界明显,小肠系膜一侧受损严重,游离缘常有假憩室变形,溃疡以纵行、横行线状为其特征,黏膜增粗呈铺路石状,肠瘘或瘘管较肠结核多见。

2. 肠道肿瘤：往往充盈缺损大，境界清楚、局限，没有激惹征，结核菌素试验阴性。

（十九）克罗恩病

【诊断与读片要点】

1. 为胃肠道慢性非特异性肉芽肿性炎性病变，多见于成人，好发于小肠末端和结肠。

2. 病理特征为胃肠道的纵行溃疡、非干酪性肉芽肿性全层肠壁炎、纤维化和淋巴管阻塞。

3. 临床表现为下腹痛和腹泻，全身症状可有发热。

4. 早期X线表现为黏膜增粗、扁平、拉直，病变肠段形态固定，肠管无明显狭窄。

5. 溃疡形成后表现为与肠管的长轴平行的纵行带状存钡区同深入肠壁的横行小刺状瘘管互相交错，和介入其间的稍突出的正常黏膜一起，构成典型的"卵石征"。

6. 后期可见肠管不规则狭窄及内外瘘形成，多节段发病和跳跃式分布是本病的特征之一。

7. 肠系膜侧病变常程度较重，表现出不对称性。见图5-35。

【鉴别诊断】

小肠结核：好发于回盲部，病灶较小而多发，伴有管腔不规则形缩窄、短缩，溃疡多为横行溃

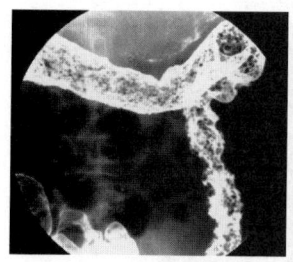 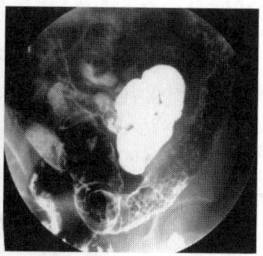

图5-35 克罗恩病

疡，肠瘘或瘘管少见，临床结核史的有无及抗结核药物应用的有效与否有一定的鉴别意义。

（二十）溃疡性结肠炎

【诊断与读片要点】

1. 溃疡性结肠炎是最常见的一种非特异性大肠黏膜的慢性炎性病变。好发于20～40岁的青壮年，以左半结肠病变为主，也可遍及整个结肠甚至末段回肠。

2. 临床表现为腹痛、腹泻及便血，病程可为持续性或活动期与缓解期交替的慢性过程。

3. 早期X线表现为刺激性痉挛收缩，出现颗粒状或沙粒状黏膜，结肠袋变浅甚至消失，肠壁外缘锯齿状改变，溃疡向外突出，侧位呈纽扣状或T形溃疡，息肉形成时可见腔内大小不等的颗粒样或息肉样充盈缺损。

4. 后期X线表现为结肠肠腔狭窄或肠管缩短，乙状结肠和结肠脾曲可缩短，结肠袋消失，狭窄肠管多光滑僵硬。见图5-36。

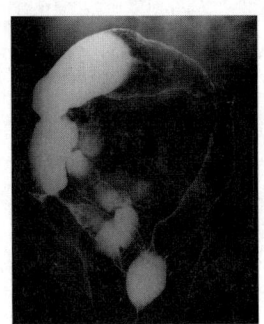

图5-36 溃疡性结肠炎

【鉴别诊断】

1. 克罗恩病：呈节段性不连续性，病变分布不对称，溃疡多为纵行，黏膜增生呈"卵石征"表现，至后期有瘘管形成。

2. 结肠结核：以右侧结肠多见，溃疡征象不常见，结核的炎性肉芽肿较为局限且光滑，右侧的肠管可见狭窄变形和缩短改变。

（二十一）结肠癌

【诊断与读片要点】

1. 结肠癌为常见的胃肠道恶性肿瘤，发病率仅次于胃癌与食管癌。可分为增生型、浸润型、溃疡型。

2. 以直肠与乙状结肠多见，40~50岁人群好发，男性多于女性。临床症状为腹部肿块、便血、腹泻、便秘、粪便变细及里急后重等。

3. 增生型X线表现为腔内不规则充盈缺损，轮廓不规整，病变位于肠壁的一侧，黏膜中断或消失，肠壁僵硬，结肠袋消失。

4. 浸润型X线表现为病变区肠管狭窄，狭窄可偏于一侧或环绕整个肠壁形成环形狭窄，呈典型的苹果核征，狭窄段不能扩张，边缘不规则，形态僵硬。

5. 溃疡型X线表现为肠腔内较大的龛影，有尖角征，龛影周围不同程度的充盈缺损与狭窄，黏膜中断，肠壁僵硬，结肠袋消失。见图5-37。

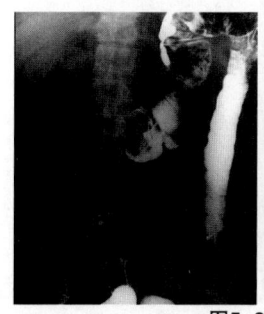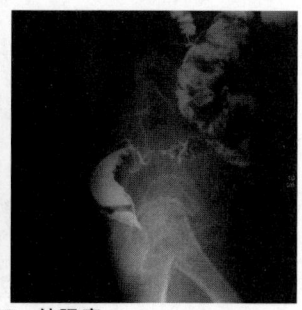

图5-37 结肠癌

【鉴别诊断】

1. 结肠良性肿瘤：充盈缺损光滑整齐、边缘锐利，黏膜规则，肠腔不狭窄，蠕动正常。

2. 肉芽肿性结肠炎性病变：充盈缺损较大，常见卵石样黏膜，或有裂隙样溃疡或纵行、横行之线状溃疡，肠管僵硬程度较轻，若有假憩室或囊袋状改变等均可帮助鉴别。

第六章 泌尿生殖系统

一、泌尿生殖系统的X线检查方法

腹部平片（KUB）：用于观察脏器是否有钙化或不透X线的异物、结石。常采用仰卧前后位。肾周脂肪组织丰富，平片可显示肾脏轮廓、大小和位置，输尿管、膀胱周围缺乏组织对比，难以显示。摄片前2~3天应进食少渣、少产气食物，禁服重金属药物；摄片前空腹，临摄片排尿。

尿路造影：主要观察肾盏、肾盂、输尿管和膀胱。包括静脉肾盂造影（IVP）和逆行肾盂造影。IVP摄片前2~3天应进食少渣、少产气食物，造影当日禁食，禁服重金属药物，摄片前空腹。IVP静脉注射对比剂后1分钟，正常肾实质呈均匀密度显影，2~3分钟肾盏显影，15~30分钟肾大盏、肾小盏显示最佳，双侧输尿管、膀胱显影。逆行肾盂造影用于IVP肾脏、输尿管不显影者，是通过膀胱、输尿管逆行插管造影。逆行肾盂造影不能显示肾实质。

二、泌尿生殖系统的正常X线解剖

(一)腹部平片(KUB)

双侧肾脏在仰卧前后位腹部平片上呈蚕豆状,表现为"八"字形,分列脊柱两旁。肾实质密度均匀,肾门位置稍内陷,成年人肾脏长12~13 cm,宽5~6 cm,右肾位置较左肾低1~2 cm。见图6-1。

(二)静脉肾盂造影(IVP)

静脉肾盂造影既可显示尿路系统,又可观察肾实质。静脉注射对比剂时,正常肾实质呈均匀密度显影,可观察肾形态、边缘。肾盏显影,可显示肾大盏、肾小盏结构。正常肾盏形态差异大,双侧不对称。肾盏与肾盂相延续,肾盂多呈三角形,肾盂上连肾大盏,下连输尿管。双侧输尿管充盈显影,输尿管长25~30 cm,分为腹段、盆段、壁内段,可见肾盂连接处、与髂血管相交处和进入膀胱处3处生理性狭窄。见图6-2。

(三)子宫输卵管造影

是通过导管向宫腔及输卵管注入造影剂,利用X线透视、摄片,根据造影剂在输卵管及盆腔内的显影情况了解输卵管是否阻塞,若有阻塞则可观察阻塞部位及宫腔形态。见图6-3。

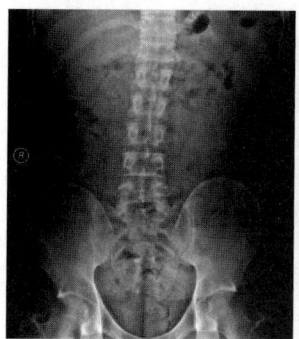
图6-1 KUB

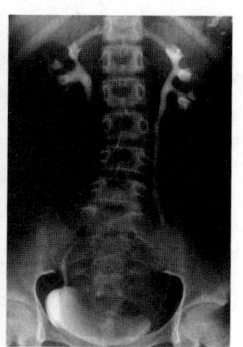
图6-2 IVP

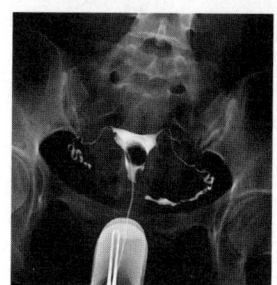
图6-3 子宫输卵管造影

三、泌尿生殖系统常见疾病的X线诊断

(一)重复肾盂输尿管畸形

【诊断与读片要点】

1. 发病机制可能与胚胎发育过程中发生两个独

立的输尿管芽相关,根据重复的程度可分为完全性及不完全性两种,后者多见。

2. 不完全性重复畸形者两个输尿管在下行至某处会合后开口于膀胱。

3. 完全性重复畸形者具有两套独立的肾盂和输尿管,下位肾盂输尿管的膀胱开口部位正常,上位肾盂输尿管为异位开口,可开口于膀胱三角外侧角之内下方、尿道、子宫、阴道,异位开口的输尿管常狭窄或伴输尿管膨出,常致上位肾盂输尿管扩张积水。见图6-4。

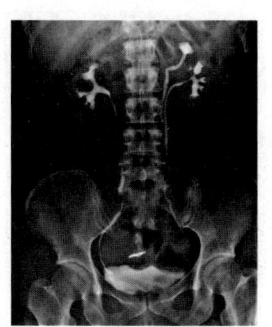

图6-4 重复肾盂输尿管畸形

【鉴别诊断】

多囊肾:静脉肾盂造影时,可见肾盂肾盏呈蜘蛛足样改变,但只有一套肾盂输尿管系统。

(二)肾结石

【诊断与读片要点】

1. 肾结石为泌尿系统常见病,发病率男性高于女性,青壮年好发。

2. 结石位于肾盏时常无明显症状,可由镜下血尿或肉眼血尿发现。结石掉入输尿管可引发剧烈绞痛,常合并恶心、呕吐、血尿等。

3. 结石引起梗阻可造成肾积水,肾功能受影响。平片表现为肾窦区域高密度影,单侧或双侧发生,形态多样。静脉肾盂造影表现为梗阻时,梗阻水平以上肾盂、肾盏扩张积水,为对比剂填充,梗阻水平以下无显示或显示纤细。见图6-5。

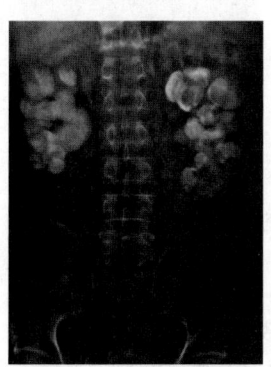

图6-5 双肾多发结石

【鉴别诊断】

肠管内容物：肠管内容物可随时间变化发生位置改变，肾结石不发生明显位置改变。

（三）肾结核

【诊断与读片要点】

1. 肾结核常继发于肺结核，由血行感染引起，临床症状常表现为膀胱刺激征、血尿、脓尿、腰痛及全身症状，包括食欲减退、消瘦、乏力、盗汗、低热等。

2. 平片常无异常，可见肾实质内钙化或肾脏广泛钙化。

3. 尿路造影时，对比剂进入后可见肾盏边缘如虫噬状破坏，病变进展可见肾盂肾盏破坏，肾盂肾盏多发空洞、空腔形成，空洞内可见对比剂进入。

4. 后期表现为肾自截，全肾钙化，累及输尿管时表现为输尿管不同程度的狭窄或扩张，呈串珠样表现。见图6-6。

【鉴别诊断】

肾结石：造影检查，肾盂肾盏形态光整，边缘无虫噬状破坏，不形成空洞、空腔。

（四）多囊肾

【诊断与读片要点】

1. 多囊肾即多囊性肾病变，是遗传性疾病，分

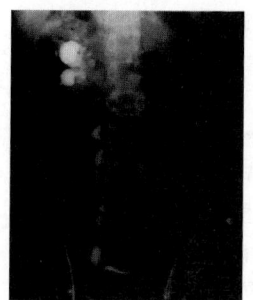

图6-6 右肾结核

为显性遗传(成人型)和隐性遗传(婴儿型),成人型多合并多囊肝。

2. 平片可见双肾轮廓体积增大,呈分叶状改变。尿路造影可见双侧肾盂肾盏异位、变形,呈蜘蛛足样改变,无对比剂进入囊腔。见图6-7。

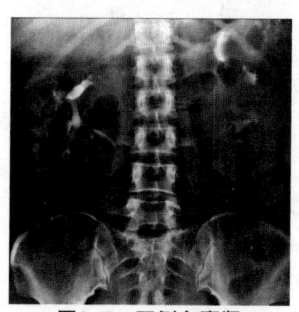

图6-7 双侧多囊肾

【鉴别诊断】

1. 单纯性肾囊肿：可单发亦可多发，囊肿局部突出，肾体积无增大。

2. 肾积水：可单发或多发，低密度区与肾盂输尿管相通，尿路造影后对比剂可进入。

（五）肾盂癌

【诊断与读片要点】

1. 肾盂癌是原发于肾盂肾盏的尿路上皮恶性肿瘤，90%是肾盂移行上皮细胞癌。生长方式呈乳头状、菜花状、肿块状，表现为肾盂壁局部增厚，可浸润肾实质。可沿尿路播散。临床常表现为无痛性肉眼血尿。

2. 平片价值有限，无特殊表现。

3. 静脉肾盂造影可于肾盂肾盏内见充盈缺损，形态不规则。肿瘤引起梗阻时可见肾盂肾盏积水，表现为肾盂肾盏扩张。见图6-8。

【鉴别诊断】

肾结石：尿路造影检查时，可见肾盂肾盏呈充盈缺损改变，造影前可在病变区域见高密度影。

（六）输尿管结石

【诊断与读片要点】

1. 输尿管结石绝大多数来源于肾脏，由肾结石或体外碎石掉落输尿管所致。

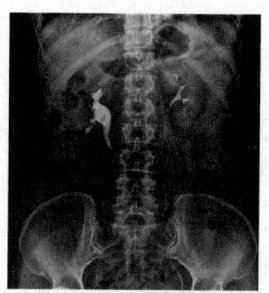

图6-8 左肾盂癌

2. 平片可发现输尿管阳性结石，典型结石呈卵圆形，其长轴与输尿管走行一致，易发生于输尿管3个生理性狭窄处。

3. 尿路造影可明确结石是否位于输尿管，阴性结石造影后显示为充盈缺损，可显示尿路梗阻后的尿路积水。见图6-9。

【鉴别诊断】

阳性结石需与血管、淋巴结钙化及肠道内容物等相鉴别；阴性结石需与输尿管肿瘤性病变相鉴别，结合尿路造影、CT、超声等检查可以诊断。

（七）膀胱结石

【诊断与读片要点】

1. 根据结石来源的不同，可将膀胱结石分为原发性和继发性两种，原发性结石形成于膀胱内，

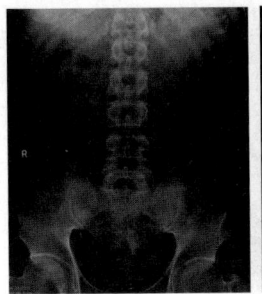 

图6-9 左输尿管结石（左图：KUB，右图：IVP）

继发性结石来源于上尿路或继发于感染、膀胱异物等。临床可无任何症状，如果有症状则主要是疼痛和血尿。

2. 平片可见耻骨联合上方圆形、类圆形高密度影，可单发亦可多发。

3. 结石可随体位改变而变动位置，尿路造影表现为充盈膀胱壁局部充盈缺损改变。见图6-10。

【鉴别诊断】

膀胱乳头状瘤：膀胱阴性结石需与其鉴别，结石可随体位改变而变动位置是主要鉴别点。

（八）输卵管炎

【诊断与读片要点】

1. 输卵管炎是女性不孕的主要原因之一，分为非特异性及结核性。

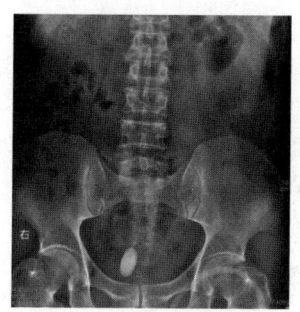

图6-10 膀胱结石

2. 临床常表现为高热、下腹痛、子宫出血等，慢性炎症表现为腰背痛、腰腹坠胀或月经失调等。

3. 平片常无阳性表现，子宫输卵管造影可表现为输卵管粗细不均，发生梗阻时，梗阻近端积水、膨大，对比剂不能顺利进入盆腔。24小时片可出现碘水弥散差而聚集成团状、片状的情况。见图6-11。

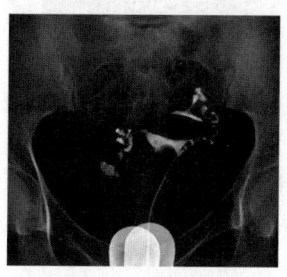

图6-11 输卵管炎

【鉴别诊断】

盆腔积液：输卵管炎进行子宫输卵管造影时，碘水经输卵管伞端弥散，此时应与盆腔积液相鉴别，盆腔积液时输卵管伞端无明显扩张。

（九）盆腔炎

【诊断与读片要点】

1. 盆腔炎为女性内生殖器及周围结构、盆腔腹膜发生的细菌感染。

2. 临床常表现为高热、下腹痛、呕吐等，慢性炎症表现为腰背痛、腰腹坠胀或月经失调等。

3. 平片常无阳性表现，子宫输卵管造影可表现为碘油进入盆腔后弥散差，呈团片状、珠状聚集。输卵管可表现为正常。见图6-12。

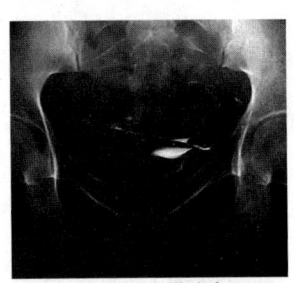

图6-12　盆腔炎